项目支持：四川省科技厅项目"新型冠状病毒灭活疫苗免疫持久性及加强免疫效果评价"（项目编号：2021YFS0405）

U0265456

国家免疫规划疫苗可预防疾病
监测与处置手册

漆 琪 刘 宇 刘家洁／主编

四川大学出版社
SICHUAN UNIVERSITY PRESS

图书在版编目（CIP）数据

国家免疫规划疫苗可预防疾病监测与处置手册 / 漆琪，刘宇，刘家洁主编. — 成都：四川大学出版社，2023.11

ISBN 978-7-5690-6358-5

Ⅰ. ①国… Ⅱ. ①漆… ②刘… ③刘… Ⅲ. ①疫苗—预防接种—中国 Ⅳ. ① R186

中国国家版本馆 CIP 数据核字 (2023) 第 190383 号

书　　名：国家免疫规划疫苗可预防疾病监测与处置手册
　　　　　Guojia Mianyi Guihua Yimiao Keyufang Jibing Jiance yu Chuzhi Shouce
主　　编：漆　琪　刘　宇　刘家洁

选题策划：周　艳
责任编辑：周　艳
责任校对：倪德君
装帧设计：墨创文化
责任印制：王　炜

出版发行：四川大学出版社有限责任公司
　　　　　地址：成都市一环路南一段 24 号（610065）
　　　　　电话：（028）85408311（发行部）、85400276（总编室）
　　　　　电子邮箱：scupress@vip.163.com
　　　　　网址：https://press.scu.edu.cn
印前制作：四川胜翔数码印务设计有限公司
印刷装订：四川省平轩印务有限公司

成品尺寸：185mm×260mm
印　　张：15.25
字　　数：308 千字

版　　次：2023 年 11 月 第 1 版
印　　次：2023 年 11 月 第 1 次印刷
定　　价：98.00 元

扫码获取数字资源

四川大学出版社
微信公众号

编委会

主　审　吴先萍　周久顺

主　编　漆琪　刘宇　刘家洁

副主编　马千里　秦涌　包莹　杨玫

编　委　（按姓氏笔画排序）

马建明　成都市龙泉驿区疾病预防控制中心

刘力进　四川省疾病预防控制中心

刘亿　四川省疾病预防控制中心

刘友全　绵阳市疾病预防控制中心

李怡沅　四川大学华西第二医院

李银乔　四川省疾病预防控制中心

杨庆　四川省疾病预防控制中心

杨涛毅　成都市第三人民医院

吴晓燕　泸州市疾病预防控制中心

张恺　四川省疾病预防控制中心

赵林　南充市疾病预防控制中心

胡勇根　德阳市疾病预防控制中心

龚胜　自贡市疾病预防控制中心

蔡金桦　泸州市疾病预防控制中心

蔡浪英　都江堰市疾病预防控制中心

序

　　我国卫生与健康工作方针强调预防为主，全方位、立体化、全生命周期守护人民群众生命健康。预防接种是预防和控制传染病最经济、最有效的公共卫生干预措施之一。党的十八大以来，党中央把建设健康中国上升为国家战略，要求为人民群众保障全方位全生命周期健康，加快推进完善疫苗管理和预防接种相关制度，使免疫规划事业迈上新台阶。以习近平同志为核心的党中央高度重视人民群众接种疫苗安全，要求用最严谨的标准、最严格的监管、最严厉的处罚、最严肃的问责加强疫苗监管。各级政府和相关部门贯彻落实预防为主的卫生工作方针，在免疫服务、疾病监测、冷链建设、异常反应补偿、信息化建设等方面投入大量人力、物力和财力；各级卫生行政部门和疾控机构多措并举，基层预防接种人员恪尽职守，不断提高疫苗管理水平和预防接种服务能力。多部门、多渠道积极宣传普及国家免疫规划政策和预防接种相关知识，动员全社会主动参与预防接种工作，体现了党和政府对人民群众健康的深切关怀。

　　四川省预防接种工作在各级党委、政府的领导下，在全省医疗卫生人员的共同努力下，取得了巨大成效。在落实党和国家免疫规划政策的同时，我们意识到人才是疾控体系发展的基础，应当打造一支强有力的新时期疾控人才队伍，深刻理解并践行"预防为主"的卫生工作方针，从而更好地通过接种疫苗守卫人民健康，实现"健康中国"的战略规划。但是四川省免疫规划工作发展还不平衡，部分地方免疫规划管理不够规范，基层一线人才流动性较大，影响了全省免疫规划工作的持续健康发展。为进一步贯彻落实《中华人民共和国疫苗管理法》精神，四川省疾病预防控制中心组织专家编写了这本手册。该手册在编写上体现了医学教育人才培养的初心，在内容上把握了疾病监测的发展趋势和工作要求，结合生动的案例分析和课后多种形式的练习题，加深各级免疫规划专业技术人员对相应知识的理解，具有较强的科学性和实践指导意义。

希望这本培训手册的出版，能够进一步提高四川省乃至全国免疫规划从业人员的疾病监测与防控能力，为培养高质量疾控人才、更好地服务人民群众乃至推动"健康四川""健康中国"建设作出积极贡献。

2023 年 3 月

前　言

疫苗是人类医学发展史上的里程碑，疫苗接种被认为是近现代医学科学的伟大成就之一，同时也是回报率最高的公共卫生投入之一。疫苗从"预防"的角度对抗传染病，每年能够拯救数百万人的生命。

四川省历来高度重视免疫规划工作，在四川省委、省政府的坚强领导下，在全省医疗卫生战线同志的共同努力下，四川省免疫规划工作取得显著成效。自 1978 年实施计划免疫以来，四川省通过普及疫苗接种，有效降低了麻疹、百日咳、白喉、脊髓灰质炎、结核、破伤风等疾病发病率；1988 年、1990 年、1995 年如期实现省、县、乡"四苗"接种率达到 85％目标；2008 年四川省全面实施国家扩大免疫规划，将"4 苗防 6 病"扩大到"14 苗防 15 病"，全省各类疫苗接种率保持较高水平，报告接种率和抽样调查接种率均在 90％以上。截至 2022 年，通过 44 年持续实施免疫规划工作，四川省连续 18 年无白喉病例报告，连续 29 年无脊髓灰质炎野病毒引起的本地病例报告；3000 多万儿童得到疫苗的庇护，传染病发病率和死亡率大幅下降，创造了极大的经济效益和持久的社会效益。

为持续推动四川省免疫规划工作顺利开展，提高免疫规划及预防接种从业人员专业素养，四川省疾病预防控制中心组织四川省内各级疾病预防控制机构从事疫苗可预防疾病监测与防控的专业人员、四川大学华西第二医院和成都市第三人民医院的临床专家编写了这本培训手册。本手册整理了当前国家和四川省对国家免疫规划疫苗可预防疾病监测与处置工作要求，分章节对脊髓灰质炎、麻疹、风疹、乙型病毒性肝炎、流行性乙型脑炎、百日咳、流行性腮腺炎、甲型病毒性肝炎、流行性脑脊髓膜炎和白喉共十种疾病进行了详细的梳理和介绍，针对各级疾病预防控制机构和预防接种门诊的专业技术人员，从基础理论、监测工作和疫情处置多个维度阐述了疾病的相关知识，强调了日常监测工作和疫情处置的相关要求，读者可在工作中对照知识需求快速查看。在每章内容的最后，均附上了针对本章内容的案例分析和练习题，练习题包括单选题、多选题、填空题和简答题四种，有助于读者更好地掌握相关知识和工作要求，提高实践能力。

本手册虽涵盖了目前国家免疫规划疫苗可预防疾病监测与防控的最新内容，但疾病的研究进展日新月异，国家对疾病监测与防控的要求也随之变化，因此本手册难免存在疏漏和不当之处，恳请广大读者提出宝贵意见和建议，以便修正。

最后感谢四川省科技厅项目"新型冠状病毒灭活疫苗免疫持久性及加强免疫效果评价"（项目编号：2021YFS0405）对本手册的支持。

《国家免疫规划疫苗可预防疾病监测与处置手册》编写组

2023 年 2 月

目　录

第一章　脊髓灰质炎

培训目标

1. 各级疾病预防控制机构（以下简称疾控机构）专业技术人员需掌握脊髓灰质炎传染源、传播途径、易感人群及流行概况，以及急性弛缓性麻痹病例监测和脊髓灰质炎疫情处置工作的相关要求。

2. 预防接种门诊专业技术人员需了解脊髓灰质炎相关知识，并能运用于预防接种咨询。

培训要点

1. 脊髓灰质炎的传染源、传播途径、易感人群及流行概况，以及疾病的鉴别诊断。

2. 急性弛缓性麻痹病例监测。

3. 脊髓灰质炎疫情处置。

第一节　基础理论

脊髓灰质炎（poliomyelitis）（以下简称"脊灰"）是由脊髓灰质炎病毒（以下简称"脊灰病毒"）引起的急性消化道传染病，临床特征为分布不规则和轻重不等的弛缓性肌肉麻痹，患者可因神经组织损害而留下瘫痪后遗症（俗称"小儿麻痹症"）。我国将脊灰纳入法定乙类传染病管理。

一、病原学

脊灰病毒属于小核糖核酸病毒科、肠道病毒属，无包膜，属单股正链 RNA。其核衣壳为立体对称 20 面体，由 60 个壳微粒组成，每个壳微粒又由 4 种病毒蛋白（virus protein，VP）VP1～VP4 组成，其中 VP1 在表层，暴露最充分，是引起中和反应最主要的抗原决定簇，是构成病毒的最主要抗原。按抗原性不同，脊灰病毒可分为Ⅰ型、Ⅱ型、Ⅲ型 3 个血清型，型间无交叉免疫。其中Ⅰ型神经毒性最强，最易导致瘫痪和流行。

脊灰病毒在外环境中较为稳定，在 $-70℃$ 低温下可存活数年，在 $4℃$ 冷藏环境下可保存数月。该病毒能耐受一般浓度化学消毒剂，如乙醇，并且耐酸、耐乙醚和氯仿等脂溶剂，但煮沸、紫外线、高锰酸钾、漂白粉、过氧化氢等可使其灭活。

二、流行病学

（一）传染源

人是脊灰病毒的唯一自然宿主。患者和隐性感染者为传染源，其中隐性感染者占 90％以上，此类人群不易被发现，在传播过程中起重要作用。感染者经粪便排出病毒可达数周至数月，经鼻咽部分泌物排出病毒一般不超过 1 周。患者潜伏期末至发病后 3～4 周都有传染性，发病后 1～2 周排毒率最高。

（二）传播途径

脊灰主要通过粪—口途径传播，感染初期咽部病毒可经空气飞沫传播。

（三）易感人群

人群普遍易感，好发年龄为 6 月龄至 5 岁，感染后患者可获得同型病毒的持久免疫力。

（四）流行特征

在实施疫苗接种之前，脊灰呈自然流行状态，发病率高，遍及全球，一年四季均可发生，夏季、秋季为流行高峰期。据世界卫生组织（World Health Organization，WHO）报道，1988 年，全球 125 个国家报告了 35 万多例脊灰病例；同年，世界卫生大会通过了"到 2000 年全球消灭脊灰"的决议。此后，全球脊灰防控成绩显著，到 2022 年，全球脊灰发病率下降了 99.9%，脊灰流行国家只有 2 个（阿富汗和巴基斯坦），Ⅱ型和Ⅲ型脊灰野病毒已分别于 2015 年和 2019 年被证实消灭。2000 年我国已经实现无脊灰目标，但是在全球消灭脊灰之前，我国仍然存在脊灰野病毒输入的风险，疫苗相关麻痹型脊灰病例和脊灰疫苗衍生病毒病例时有发生。

三、临床表现

脊灰潜伏期为 3～35 天，一般为 5～14 天，临床表现主要为无症状型（隐性感染）、顿挫型（轻型）、无麻痹型、麻痹型。

（一）无症状型（隐性感染）

占 90%～95%，感染后无症状，但从咽部和粪便中可分离出脊灰病毒，两次采血时间间隔 2～4 周的血清中可查到特异性中和抗体呈 4 倍及以上增长。

（二）顿挫型（轻型）

占 4%～8%，患者可出现发热、咽部不适、头痛、乏力、肌肉酸痛、恶心、呕吐、腹泻等，病毒未侵袭中枢神经系统，临床症状缺乏特异性。无明显异常体征，脑脊液检查正常。症状持续 1～3 天后患者可自行恢复。

（三）无麻痹型

病毒侵袭中枢神经系统，除具有顿挫型症状外，患者头痛、呕吐更为剧烈，脑膜刺激征阳性，不发生麻痹。

（四）麻痹型

占 1%～2%，在无麻痹型临床表现基础上，患者出现麻痹。按病变部位，麻痹型脊灰分为脊髓型、延髓型、脑炎型和混合型，其中脊髓型最常见。临床过程分为 5 期：前驱期、麻痹前期、麻痹期、恢复期和后遗症期。

四、诊断与鉴别诊断

根据流行病学资料、临床表现及病毒分离、血清特异性抗体检测等，按照《脊髓灰质炎诊断》（WS 294—2016）对脊灰患者进行诊断。急性弛缓性麻痹（acute flaccid paralysis，AFP）病例常见疾病的鉴别诊断见表 1-1-1。

表 1-1-1　AFP 病例常见疾病的鉴别诊断

鉴别要点	麻痹型脊灰	吉兰-巴雷综合征	横贯性脊髓炎
发病年龄	5 岁以下	4～10 岁	青少年
麻痹发生时间	24～48 小时出现至完全麻痹	数小时至 10 天	数小时至 4 天
麻痹状况	不对称、下肢多见、多数为单肢瘫痪、近端重于远端，热退后不再进展	对称、上行、远端重于近端	对称，脊髓休克期为弛缓性麻痹，脊髓恢复期为痉挛性麻痹
发热	出现弛缓性麻痹时伴高热，麻痹进展停止时体温正常	不常见	罕见
肢体感觉	无感觉障碍	有感觉障碍	下肢感觉消失
深部腱反射	减弱或消失	消失	下肢早期消失、后期亢进
膀胱功能障碍	罕见	短暂（一过性）	有
脑脊液	炎性	蛋白-细胞分离	正常或细胞计数轻度增高

第二节　监测工作

AFP 病例监测工作主要参考《全国急性弛缓性麻痹（AFP）病例监测方案》和《四川省急性弛缓性麻痹（AFP）病例监测方案》。日常监测工作主要包括病例报告，病例调查，标本采集、运送和检测，病例随访，病例分类诊断和主动监测六个方面。

一、病例定义与分类

（一）病例定义

1. AFP 病例

AFP 病例包括所有 15 岁以下出现 AFP 症状的病例和任何年龄临床诊断为脊灰的病例。

AFP 病例的诊断要点：急性起病、肌张力减弱、肌力下降、腱反射减弱或消失。

AFP 病例监测属症状监测。

2. 高危 AFP 病例

高危 AFP 病例包括年龄小于 5 岁、接种脊灰疫苗次数少于 3 次或免疫史不详、未采集或未采集到合格粪便标本的 AFP 病例，或临床怀疑为脊灰的病例。

3. 聚集性临床符合病例

聚集性临床符合病例是指同一县（市、区）或相邻县（市、区）发现 2 例或 2 例以上的临床符合病例，发病时间间隔在 2 个月以内。

4. 脊灰疫苗衍生病毒（vaccine-derived poliovirus，VDPVs）病例

VDPVs 病例是指从粪便标本分离到 VDPVs 的 AFP 病例。VDPVs 与原始疫苗株病毒相比，VP1 区全基因序列变异率介于 1%～15%。如发生 2 例或 2 例以上相关的 VDPVs 病例，经家脊灰实验室鉴定为遗传学相关，则视为 VDPVs 循环（circulating vaccine-derived poliovirus，cVDPVs）。

（二）病例分类

AFP 病例分类参考 WHO 推荐的病毒学分类标准。省级专家诊断小组根据脊灰实验室检测结果，结合流行病学、临床等资料对 AFP 病例进行诊断分类，见图 1-2-1。

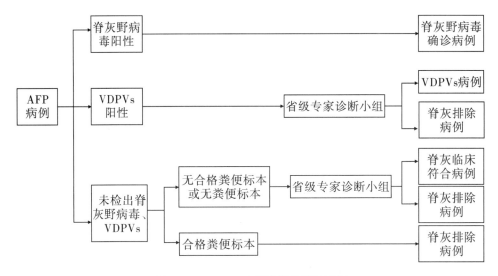

图 1-2-1　AFP 病例诊断分类流程图

1. 脊灰野病毒确诊病例

从 AFP 病例的粪便标本中分离到脊灰野病毒的病例。

2. VDPVs 病例

从 AFP 病例的粪便标本中分离到 VDPVs，经省级专家诊断小组审查，临床不能排除脊灰诊断的病例。

3. 脊灰排除病例

具备下列条件之一者。

（1）凡是采集到合格粪便标本，未检出脊灰野病毒和 VDPVs 的病例。

（2）无合格粪便标本或无粪便标本且未检出脊灰野病毒和 VDPVs（无论 60 天随访时有无残留麻痹或死亡、失访），经省级专家诊断小组审查，临床排除脊灰诊断的病例。

4. 脊灰临床符合病例

无合格粪便标本或无粪便标本，未检出脊灰野病毒和 VDPVs（无论 60 天随访时有无残留麻痹或死亡、失访），经省级专家诊断小组审查，临床不能排除脊灰诊断的病例。

二、病例报告

各级医疗机构或疫情报告人发现 AFP 病例后，通过中国疾病预防控制信息系统上报，经县级疾控机构核实确认后纳入管理。AFP 病例管理流程图见图 1-2-2。

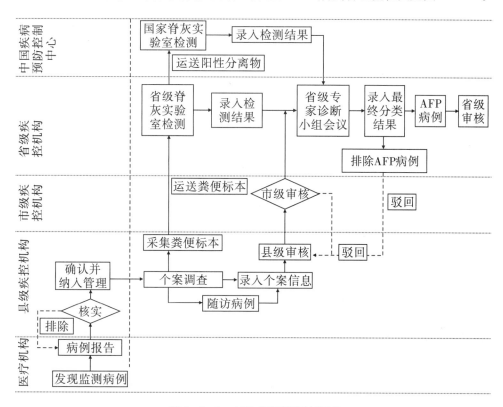

图 1-2-2 AFP 病例管理流程图

三、病例调查

接到 AFP 病例报告后，县级疾控机构应在 48 小时内派专业人员对病例开展个案调查，在临床医师配合下，详细填写"急性弛缓性麻痹病例个案调查表"，并及时录入中国疾病预防控制信息系统。

四、标本采集、运送和检测

（一）标本采集

1. AFP 病例标本的采集

对所有 AFP 病例应采集双份粪便标本用于病毒分离。标本的采集要求：在麻痹出现后 14 天内采集；双份标本采集时间至少间隔 24 小时；每份标本重量≥5 克（约为成人的大拇指末节大小）。

2. 接触者标本的采集

出现以下 AFP 病例时，应采集 AFP 病例的 5 名接触者（原则上 5 岁以下）的粪便标本。

（1）未采集到合格粪便标本的 AFP 病例；

（2）根据临床或流行病学资料高度怀疑为脊灰的 AFP 病例；

（3）死亡的 AFP 病例。

（二）标本运送

（1）标本采集后要在 7 天内送达省级脊灰实验室，标本应冷藏运送，在送达省级脊灰实验室时带冰且包装完整。标本的运送要符合国家对标本运送的有关要求。

（2）采集的标本应有完整的登记资料，资料一并送达省级脊灰实验室。标本标签登记要清楚（包括病例姓名和采样时间），标本送检表项目要填写完整。

（三）省级脊灰实验室检测

省级脊灰实验室按照 WHO《脊髓灰质炎实验室手册》第 4 版的标准操作规程和其补充资料进行病毒分离及型别鉴定，在收到标本后 28 天内将标本检测结果反馈给送检单位，并将检测结果录入 AFP 监测信息报告管理系统。

五、病例随访

在 AFP 病例麻痹出现 60 天后、75 天以内，县级疾控机构应组织专业人员对病例进行随访，重点查看是否残留麻痹。对首次进行个案调查时没有明确临床诊断的病例，力求在随访时能够得出明确诊断，以补充个案资料。随访时要填写"AFP

病例麻痹随访表"，并及时将随访信息录入中国疾病预防控制信息系统。

六、病例分类诊断

省级层面成立由具有 AFP 诊断经验的流行病学、病毒学、临床医学（神经内科、儿科、传染病学）等方面专家组成的 AFP 病例分类专家诊断小组，定期开展 AFP 病例的分类诊断工作，并将最后分类诊断结果录入中国疾病预防控制信息系统。

七、主动监测

（一）主动监测医疗机构

所有县级及以上综合性医院、神经专科医院、儿童医院、传染病医院、中医院等均为 AFP 主动监测医疗机构，每旬开展一次 AFP 病例主动搜索工作。

人口集中的乡级医疗机构每旬开展一次 AFP 病例主动搜索工作，交通不便及边远的乡级医院也应定期开展 AFP 病例主动搜索工作。

（二）主动监测内容

（1）AFP 主动监测医疗机构每旬开展一次本院的 AFP 病例主动搜索工作，县级疾控机构每旬对辖区内 AFP 主动监测医疗机构开展一次主动搜索工作。

（2）开展主动搜索时，监测人员应到 AFP 主动监测医疗机构的儿科、神经内科（或内科）、传染科的门诊、病房和病案室等，查阅门诊日志、出入院记录或病案，并与医务人员交谈，主动搜索 AFP 病例，并记录监测结果。如发现漏报的 AFP 病例，应按要求开展调查和报告。

八、AFP 病例监测评价指标

（一）监测的敏感性指标

15 岁以下儿童非脊灰 AFP 病例报告发病率，计算公式：

$$15\ 岁以下儿童非脊灰\ AFP\ 病例报告发病率 = \frac{AFP\ 病例数}{15\ 岁以下人口数 \div 12 \times 月份数 \times 10\ 万}$$

15 岁以下人口数来源于中国疾病预防控制信息系统，由国家定期更新。

（二）监测的及时性指标

1. AFP 病例报告后 48 小时内调查及时率

计算公式：

$$AFP\ 病例报告后\ 48\ 小时内调查及时率$$

$$=\frac{AFP\ 病例报告后\ 48\ 小时内调查的病例数}{AFP\ 病例数}\times100\%$$

48 小时是指"调查日期"距病例"填卡日期"的间隔。

2. AFP 病例 14 天内双份合格粪便标本采集率

计算公式：

$$AFP\ 病例\ 14\ 天内双份合格粪便标本采集率=\frac{合格便\ AFP\ 病例数}{AFP\ 病例数}\times100\%$$

合格便是指双份粪便标本均在"麻痹日期"后 14 天内采集（麻痹当日为第 0 天），且"第二份粪便标本采集日期"与"第一份粪便标本采集日期"间隔≥24 小时。

3. AFP 病例粪便标本 7 天内送达省级脊灰实验室及时率

计算公式：

$$AFP\ 病例粪便标本\ 7\ 天内送达省级脊灰实验室及时率$$

$$=\frac{7\ 天内粪便标本送达的\ AFP\ 病例数}{AFP\ 病例数}\times100\%$$

7 天内是指"省级脊灰实验室收到第一份粪便标本日期"与"第一份粪便标本采集日期"间隔≤7 天（采集当日为第 0 天），且"省级脊灰实验室收到第二份粪便标本日期"与"第二份粪便标本采集日期"间隔≤7 天。

4. AFP 病例麻痹 75 天内随访及时率

计算公式：

$$AFP\ 病例麻痹\ 75\ 天内随访及时率$$

$$=\frac{60\ 天后、75\ 天内随访及时送达的\ AFP\ 病例数}{已到随访时间的\ AFP\ 病例数}\times100\%$$

随访及时是指"随访表送达省级疾控机构时间"与"麻痹日期"间隔在 60～75 天（麻痹当日为第 0 天）；"随访表送达省级疾控机构时间"在录入随访信息后，

由监测系统自动生成。

按照监测方案要求，需在病例麻痹出现 60 天后进行随访（麻痹当日为第 0 天）。如随访工作在麻痹出现后 60～75 天内完成并通过系统上报，则判定为合格随访，分子、分母均计入；如随访工作在麻痹出现后 60～75 天内未完成，该时间段暂不纳入指标统计；如随访工作在麻痹出现 75 天后仍未完成或已完成但未上报，均判定为不合格随访，分母计入，分子不计入。

（三）监测的指标要求

1. 监测的敏感性指标

15 岁以下儿童非脊灰 AFP 病例报告发病率≥1/10 万。

2. 监测的及时性指标

（1）AFP 病例报告后 48 小时内调查及时率≥80％；

（2）AFP 病例 14 天内双份合格粪便标本采集率≥80％；

（3）AFP 病例粪便标本 7 天内送达省级脊灰实验室及时率≥80％；

（4）AFP 病例麻痹 75 天内随访及时率≥80％；

（5）省级脊灰实验室 28 天内完成 AFP 病例粪便病毒分离及型别鉴定及时率≥80％；

（6）阳性分离物在 14 天内送国家级脊灰实验室的及时率≥80％。

第三节　疫情处置

疫情处置参考《脊髓灰质炎野病毒输入性疫情和疫苗衍生病毒相关事件应急预案（试行）》《脊髓灰质炎野病毒输入性疫情和疫苗衍生病毒相关事件应急处置技术方案（试行）》和《Ⅱ型脊髓灰质炎疫苗相关病毒（事件）应急处置技术方案（试行）》。

一、适用范围

适用于脊灰野病毒、VDPVs、脊灰疫苗高变异株病毒和Ⅱ型脊灰疫苗相关病毒（事件）的报告、调查和应急处置工作。

二、相关定义

脊灰野病毒确诊病例和VDPVs病例相关定义见本章第二节"监测工作"。

（一）脊灰野病毒

脊灰野病毒是指与原始疫苗病毒Sabin株相比，VP1编码区核苷酸序列变异率超过15％的脊灰病毒分离株，或者既往国内外流行过或与既往国内外流行过的脊灰病毒高度相似的野病毒。

（二）VDPVs

1. Ⅰ型和Ⅲ型VDPVs

Ⅰ型和Ⅲ型VDPVs指与原始疫苗病毒Sabin株相比，VP1编码区核苷酸序列变异数>9个且<135个（变异率>1％且<15％）的Ⅰ型和Ⅲ型脊灰病毒。

2. Ⅱ型VDPVs

Ⅱ型VDPVs指与原始疫苗病毒Sabin株相比，VP1编码区核苷酸序列变异数>5个且<135个（变异率>0.6％且<15％）的Ⅱ型脊灰病毒。

（三）VDPVs循环（cVDPVs）

（1）从两个及以上标本中检测到的VDPVs，经国家脊灰实验室鉴定为遗传学相关，即为cVDPVs。这些标本包括以下三种情形：

①两个或以上的非家庭接触者（不一定为AFP病例）的标本；

②1个AFP病例或者健康者的标本和1个或多个环境监测标本；

③采自两个及以上环境监测点的污水标本，或采集时间间隔2个月以上的同一环境监测点的标本。

（2）任何来源的标本中分离到的VDPVs，如果其分子遗传特征表明该VDPVs已循环较长时间（即根据病毒的核苷酸序列变异数目推断该毒株已循环1.5年以上或具有15个核苷酸序列改变），在排除免疫缺陷相关脊灰疫苗衍生病毒（immunodeficiency-associated vaccine-derived polioviruses，iVDPVs）后，也认定为cVDPVs。

（四）脊灰疫苗高变异株病毒

1. Ⅰ型和Ⅲ型脊灰疫苗高变异株病毒

Ⅰ型和Ⅲ型脊灰疫苗高变异株病毒指与原始疫苗病毒 Sabin 株相比，VP1 编码区核苷酸序列变异数<10 个的Ⅰ型和Ⅲ型脊灰病毒。

2. Ⅱ型脊灰疫苗高变异株病毒

Ⅱ型脊灰疫苗高变异株病毒指与原始疫苗病毒 Sabin 株相比，VP1 编码区核苷酸序列变异数<6 个的Ⅱ型脊灰病毒。

（五）Ⅱ型脊灰疫苗相关病毒

Ⅱ型脊灰疫苗相关病毒指 VP1 编码区核苷酸序列与原始疫苗病毒 Sabin 株相同的Ⅱ型脊灰病毒。

（六）事件

根据事件性质、危害程度、波及范围，将脊灰野病毒输入性疫情和脊灰疫苗衍生病毒相关事件分为四级。

1. Ⅰ级事件

出现广泛流行的脊灰野病毒疫情。

2. Ⅱ级事件

出现单例输入性脊灰野病毒病例或局限传播；或出现 cVDPVs 病例，关联到两个及以上省份。

3. Ⅲ级事件

出现 cVDPVs 病例，局限于单个省份；或在外环境、健康人群中发现脊灰野病毒。

4. Ⅳ级事件

发现 VDPVs 病例、携带者。

鉴于我国已完成从三价口服脊灰减毒活疫苗（trivalent live attenuated oral polio vaccine，tOPV）应用到二价 OPV（Ⅰ型＋Ⅲ型）应用的转换，任何来源的标本中发现任何Ⅱ型脊灰疫苗相关病毒，均为公共卫生应急事件。

三、监测与报告

《全国急性弛缓性麻痹（AFP）病例监测方案》规定，对 AFP 病例进行常规监测，并开展密切接触者、健康人群和环境脊灰病毒监测。

中国疾病预防控制中心负责检测发现和报告脊灰野病毒、VDPVs、cVDPVs、Ⅱ型脊灰疫苗相关病毒或变异株病毒、Ⅰ型和Ⅲ型脊灰疫苗高变异株病毒及其循环，并通报相关省级疾控机构。省级疾控机构接到脊灰野病毒、VDPVs、cVDPVs、Ⅱ型脊灰疫苗相关病毒或变异株病毒通报后，应立即报告省级卫生健康主管部门；接到Ⅰ型和Ⅲ型脊灰疫苗高变异株病毒及其循环通报后，应在 24 小时内报告省级卫生健康主管部门。

四、调查处置

（一）成立技术指导组和调查小组

（1）发现脊灰野病毒、cVDPVs、脊灰疫苗高变异株病毒循环或Ⅱ型 VDPVs 时，国家、省级均应成立由流行病学、病毒学、卫生应急和临床医学等专家组成的技术指导组，负责分析、预测疫情，指导现场调查处理工作。发现脊灰疫苗变异株病毒循环时，调查处置原则等同脊灰疫苗高变异株病毒循环。

（2）发现Ⅰ型和Ⅲ型 VDPVs 病例或携带者、Ⅱ型脊灰疫苗相关病毒或高变异株病毒时，省级卫生健康主管部门应成立调查小组，成员包括流行病学、儿科或神经内科等方面的专家和实验室专家，负责病例的个案调查、诊断，接种率的调查，AFP 病例监测系统运转质量的评价等工作。

（3）发现Ⅰ型和Ⅲ型脊灰疫苗高变异株病毒病例时，省级疾控机构应立即成立流行病学调查小组，负责病例的个案调查、接种率调查和 AFP 病例监测系统运转质量的评价等工作。

（二）核实病例

发现脊灰野病毒、VDPVs、脊灰疫苗高变异株病毒和Ⅱ型脊灰疫苗相关病毒后，调查小组需赴现场开展调查。如病毒分离自 AFP 病例或健康人，需对相关病例进行医学检查，核实诊断。

重点调查病例发病过程、治疗情况、脊灰疫苗免疫史、发病前 35 天内的旅行史和接触史；分析疫情发生的可能原因及可能波及的范围；了解密切接触者及周围儿童中近 2 年 AFP 病例的发生情况；若怀疑 iVDPVs，在取得知情同意后，进行定量免疫球蛋白或细胞免疫功能测定；拍摄病例影像资料，记录残留麻痹情况和现场调查工作进展情况。

（三）采集和运送标本

1. AFP 病例或检出病毒的健康携带者的粪便标本

县级疾控机构在医院的配合下采集 AFP 病例或检出病毒的健康携带者的粪便标本，粪便标本采集要求见表 1-3-1。

表 1-3-1　AFP 病例或检出病毒的健康携带者粪便标本的采集要求

情　形	采集频次	采集次数
脊灰病毒阳性者、Ⅱ型 VDPVs 检出者	每间隔 7 天采集 1 次粪便标本	直至连续 3 次采集的标本病毒分离或聚合酶链式反应（polymerase chain reaction，PCR）检测阴性为止
Ⅱ型脊灰疫苗相关病毒或变异株病毒检出者、Ⅰ型和Ⅲ型 VDPVs 检出者	每间隔 7 天采集 1 次粪便标本	直至连续 2 次采集的标本病毒分离或 PCR 检测阴性为止
Ⅰ型和Ⅲ型脊灰疫苗高变异株病毒检出者	每间隔 14 天采集 1 次粪便标本	直至连续 2 次采集的标本病毒分离或 PCR 检测阴性为止

当确定为 iVDPVs 时，前 2 个月每间隔 14 天采集 1 次粪便标本，从第 3 个月开始，每间隔 1 个月采集 1 次粪便标本，直至连续 3 次采集的标本病毒分离或 PCR 检测阴性为止。

在搜索病例时若发现近 45 天内出现麻痹的 AFP 病例，采集双份粪便标本进行病毒分离或病毒核酸检测。

2. 病毒检出者的接触者或一般人群的粪便标本

县级疾控机构负责采集一定数量的病毒检出者的接触者或一般人群的粪便标本。原则上优先采集 5 岁以下儿童的粪便标本。

接触者：指曾与处于排毒期的病例共同生活、共用卫生间的人员，处置过病例的医务人员或检测过标本的实验室检测人员，以及其他存在传染或共同感染可能性的人。

一般人群：指一定范围内，非接触者的健康人群。

（1）发现脊灰野病毒病例，在环境或健康人群中发现脊灰野病毒，或发现

cVDPVs 病例、脊灰疫苗高变异株病毒循环病例、Ⅱ型 VDPVs 病例时，在病毒可能传播的地区，至少采集 50 名接触者或一般人群的粪便标本，其中针对每例脊灰野病毒病例、cVDPVs 病例、Ⅱ型 VDPVs 病例，采集 5～10 名接触者的粪便标本。

（2）发现Ⅱ型脊灰疫苗相关病毒或变异株病毒时，在病毒可能传播的地区，至少采集 30 名接触者或一般人群的粪便标本。若Ⅱ型脊灰疫苗相关病毒或变异株病毒来自 AFP 病例，则针对每例病例，至少采集 5～10 名接触者的粪便标本。

（3）发现Ⅰ型和Ⅲ型 VDPVs 病例或携带者、脊灰疫苗高变异株病毒病例时，应采集 5～10 名接触者的粪便标本。

3. 标本运送和检测

（1）应在采集后 72 小时内，将粪便标本冷藏运送至省级疾控机构进行检测。

（2）省级疾控机构在 7 天内将脊灰病毒阳性分离物送到中国疾病预防控制中心进行型内鉴定和基因测序。怀疑为脊灰野病毒或Ⅱ型脊灰疫苗相关病毒时，标本应于 48 小时内上送。运送应严格按照国家生物安全有关规定执行。

（四）开展接种率评估

根据病毒检出、临床检查及流行病学调查结果判断病毒可能的感染或传播地区，并视以下不同情形，在一定范围内开展脊灰疫苗接种率快速评估（表 1-3-2）。

表 1-3-2　接种率评估

情　形	评估内容
脊灰野病毒病例、cVDPVs 病例、脊灰疫苗变异株病毒循环病例、Ⅱ型 VDPVs 病例	按容量比例概率抽样法（proportionate to population size，PPS），在病例感染地、旅行地所在地（市、州）及相邻地（市、州）所属所有县（市、区）调查 210 名 5 岁以下儿童的脊灰疫苗接种情况，必要时扩大评估范围
在环境或健康人群中发现脊灰野病毒或Ⅱ型 VDPVs	采取 PPS，在病毒所在县（市、区）及邻县（市、区）调查 210 名 5 岁以下儿童的脊灰疫苗接种情况
Ⅰ型和Ⅲ型 VDPVs 病例或携带者、Ⅱ型脊灰疫苗相关病毒或变异株病毒病例或携带者	在病例或携带者居住村（居委会）进行接种率普查；在病例所在乡（镇、街道）及邻近乡（镇、街道）每个乡级单位至少调查 30 名 5 岁以下儿童；在县城流动儿童聚集地调查 30 名 5 岁以下儿童
Ⅰ型和Ⅲ型脊灰疫苗高变异株病毒病例	在病例所在乡（镇、街道）及邻近乡（镇、街道）每个乡级单位至少调查 30 名 5 岁以下儿童的接种情况

根据工作需要，可对适龄人群开展血清脊灰抗体水平调查，评估人群免疫屏障情况。

（五）主动搜索 AFP 病例

1. 对医疗机构和社区开展 AFP 病例主动搜索（表 1—3—3）

对医疗机构和社区开展 AFP 病例主动搜索具体见表 1—3—3。

表 1—3—3　对医疗机构和社区开展 AFP 病例主动搜索

情　形	医疗机构	社区
脊灰野病毒病例、cVDPVs 病例、脊灰疫苗高变异株病毒循环病例、Ⅱ型 VDPVs 病例	对病例所在地（市、州）及相邻地（市、州）的各级各类医疗机构开展 AFP 病例主动搜索	对病例所在地（市、州）及相邻地（市、州）的社区开展 AFP 病例主动搜索
Ⅰ型和Ⅲ型 VDPVs 病例或携带者、Ⅱ型脊灰疫苗相关病毒或变异株毒病例或携带者、在环境或健康人群中发现脊灰野病毒或Ⅱ型 VDPVs	对病例所在县（市、区）及邻县（市、区）的各级各类医疗机构开展 AFP 病例主动搜索	对病例所在县（市、区）及邻县（市、区）社区开展 AFP 病例主动搜索
Ⅰ型和Ⅲ型脊灰疫苗高变异株病毒病例	对病例所在县（市、区）的各级各类医疗机构开展 AFP 病例主动搜索	无

2. 病例复核和漏报病例管理

发现脊灰野病毒病例、cVDPVs 病例、Ⅱ型 VDPVs 病例时，省级专家诊断小组应对病例所在地（市、州）及相邻地（市、州）近 2 年的 AFP 病例，特别是残留麻痹病例进行复核。对于发现的既往漏报的 AFP 病例尽可能随访并明确临床诊断，当年的病例应纳入中国疾病预防控制信息系统。

（六）疫情处理

1. 开展风险评估

开展风险评估时应结合中国疾病预防控制信息系统运转质量、脊灰疫苗和百白破疫苗的 3 剂次全程接种率调查结果、既往是否发生过相关疫情、脊灰血清抗体水平调查结果等信息，以及病毒分子特征等实验室证据，初步评估病毒传播风险和危害，提出疫情发生地、其他地区的流行病学调查和控制传播的建议；结合应急接种等措施落实情况，动态进行风险评估，以便适时调整相关措施。

2. 开展应急接种

开展应急接种（包括补充免疫或查漏补种）时，应基于风险评估结果，综合确定应急接种方式、地域范围、年龄范围、使用疫苗及接种轮次。

（1）发现Ⅱ型 cVDPVs 时，在病毒检出地所在地（市、州）及相邻地（市、州），以地（市、州）为单位开展两轮应急接种。

（2）发现脊灰野病毒病例、Ⅰ型和Ⅲ型 cVDPVs 病例、脊灰疫苗高变异株病毒循环病例、Ⅱ型 VDPVs 病例，以及在环境或健康人群中发现脊灰野病毒或Ⅱ型 VDPVs 时，在病毒检出地以地（市、州）为单位开展两轮应急接种。

（3）发现Ⅰ型和Ⅲ型 VDPVs 病例或携带者、Ⅱ型脊灰疫苗相关病毒或变异株病毒时，在病毒检出地以县（市、区）为单位开展两轮应急接种。

应急接种时儿童年龄原则上为 2 月龄至 4 岁，可根据后续风险评估结果适当扩大免疫年龄组及范围。

3．加强 AFP 病例监测

发现脊灰野病毒病例、cVDPVs 病例、脊灰疫苗高变异株病毒循环病例、Ⅱ型脊灰疫苗相关病毒时，需要在病毒检出省份全省范围或相邻省的高风险地区加强 AFP 病例监测，并根据疫情进展情况扩大加强 AFP 病例监测的范围。主要工作包括：各级各类医疗机构发现 AFP 病例，及时通过网络直报系统进行报告；立即启动 AFP "零病例周报告周分析"制度，及时发现病例；省级疾控机构评价所有县级 AFP 病例监测指标，及时组织 AFP 病例分类专家诊断小组对 AFP 病例进行最终分类；加强病例所在省份的口岸监测，防范病毒输入/输出。

4．做好隔离消毒与个人防护工作

医疗机构要做好病例或携带者的隔离消毒、医院内感染控制以及医务人员的个人防护工作。

5．对病例或健康携带者的接触者进行医学观察

对病例或健康携带者周围存在感染风险的人群，如家庭成员、托幼机构或学校的同学等，应进行 35 天医学观察。一旦出现麻痹症状，应及时隔离治疗。

6．开展健康教育

开展健康教育，引导公众形成良好的个人卫生习惯，告知家长儿童出现肢体麻痹症状时要主动就医。发现疫情后，要按照相关要求，主动发布疫情及防控进展信息，通过媒体开展脊灰预防等知识的宣传普及活动，提高公众对预防接种的认知水平和参与意识。

（七）评估防控措施

1．评估防控措施落实情况

（1）AFP 病例监测：发生脊灰野病毒、cVDPVs 病例、脊灰疫苗高变异株病

毒循环病例、Ⅱ型脊灰疫苗相关病毒疫情时，启动应急响应期间，疫情相关地区 15 岁以下儿童非脊灰 AFP 病例报告发病率要达到 2/10 万，确保中国疾病预防控制信息系统的敏感性和及时性。

（2）应急接种：目标人群应急接种率达到 95% 以上。

2. 评估防控措施效果

在发现脊灰野病毒、cVDPVs、Ⅱ型脊灰疫苗相关病毒疫情时，在中国疾病预防控制信息系统保持高敏感性的基础上，最后 1 例病例发生麻痹 3 个月后无新发病例，或者病毒检出后连续 3 个月未再发现相关病毒，可结合脊灰病毒环境监测、人群脊灰血清抗体水平调查结果，经综合风险评估后终止应急响应。结束应急响应后，仍需继续加强维持无脊灰工作。

五、资料管理

各级疾控机构应及时将相关调查处置资料进行汇总、分析、整理、归档，分析发生的原因和流行特点，总结经验和教训。

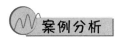 案例分析

一例 AFP 病例的个案调查

2011 年某天，国家级脊灰实验室报告，某地送检的 1 份 AFP 标本中分离出 Ⅰ型脊灰病毒，经基因测序发现，该病毒 VP1 编码区有 10 个核苷酸序列发生变异。经初步调查，患儿 2010 年 1 月 23 日出生，当地人。家长口述 OPV 免疫史 1 次（2011 年 4 月 17 日）。2011 年 4 月 18 日患儿无明显诱因出现发热，体温达 38℃，给予退热药物后体温降至正常。2011 年 4 月 23 日患儿再次出现发热，体温38.5℃，并出现右下肢麻痹。2011 年 4 月 28 日家长携患儿至某省级医院就诊，入院查体示患儿右下肢肌力Ⅲ级，肌张力降低，右上肢及左肢肌力、肌张力正常，右膝腱反射未引出，双侧巴氏征阴性。2011 年 5 月 15 日出院，诊断为急性弛缓性麻痹。

【思考一】根据现有资料分析判断事件属于什么性质？并简述判断依据。

该病例是VDPVs病例。按照《脊髓灰质炎野病毒输入性疫情和疫苗衍生病毒相关事件应急预案（试行）》分级标准，本起事件属于Ⅳ级脊灰相关事件。

判断依据：目前WHO对VDPVs通行的鉴定标准为经核苷酸序列分析，与原始疫苗病毒株相比，Ⅰ型和Ⅲ型VDPVs的VP1编码区核苷酸序列变异数＞9个且＜135个（变异率＞1‰且＜15％），Ⅱ型VDPVs的VP1编码区核苷酸序列变异数＞5个且＜135个（变异率＞0.6％且＜15％）。

按照《脊髓灰质炎野病毒输入性疫情和疫苗衍生病毒相关事件应急预案（试行）》，根据事件性质、危害程度、波及范围，将脊灰相关事件分为四级。本起事件属于Ⅳ级脊灰相关事件（发现VDPVs病例、携带者）。

【思考二】如果要对该事件进行处置，需要开展哪些工作？

一、成立技术指导组和调查小组

省级卫生健康主管部门成立调查小组，成员包括流行病学、儿科或神经内科等方面的专家和实验室专家，负责病例的个案调查、诊断，接种率的调查，AFP病例监测系统运转质量的评价等工作。

二、核实病例

1. 重点调查病例发病过程、治疗情况、脊灰疫苗免疫史、发病前35天内的旅行史和接触史。
2. 分析疫情发生的可能原因及可能波及的范围。
3. 了解密切接触者及周围儿童中近2年AFP病例的发生情况。
4. 若临床怀疑iVDPVs，在取得知情同意后，进行定量免疫球蛋白或细胞免疫功能测定。
5. 拍摄病例影像资料，记录残留麻痹情况和现场调查工作进展情况。

三、采集与运送标本

1. VDPVs病例的粪便标本：每间隔7天采集1次粪便标本，直至连续2次采集的标本病毒分离或 PCR 检测阴性为止。

2. VDPVs 病例接触者或一般人群粪便标本：采集一定数量的近 6 周内未接种过脊灰减毒活疫苗的接触者的粪便标本；对于 VDPVs 病例或携带者，应采集 5～10 名接触者的粪便标本。

3. 应在采集后 72 小时内，将粪便标本冷藏运送至省级疾控机构进行检测。

四、开展接种率评估

1. 充分利用现有资料，初步评估一定范围内脊灰疫苗接种率。

2. 在 VDPVs 病例居住村（居委会）进行脊灰疫苗接种率普查，同时在病例所在乡（镇、街道）及邻近乡（镇、街道）每个乡级单位至少调查 30 名 5 岁以下儿童，并在县城流动儿童聚集地调查 30 名 5 岁以下儿童。

五、主动搜索 AFP 病例

1. 医疗机构的 AFP 病例主动搜索：对病例所在县（市、区）及邻县（市、区）的各级各类医疗机构开展 AFP 病例主动搜索。查阅近 2 年医疗机构相关科室的门诊日志、出入院记录或病案等，调查有无漏报 AFP 病例，并记录主动搜索结果，跟踪漏报病例诊断情况。

2. 社区的 AFP 病例主动搜索：对病例所在县（市、区）及邻县（市、区）的社区开展 AFP 病例包括目前残留麻痹病例的主动搜索。

3. 漏报病例管理：对于医疗机构和社区主动搜索到的漏报病例应及时补报，尽可能随访并明确临床诊断。

六、疫情处理

1. 开展风险评估：风险评估包括分析病例的临床、流行病学和病毒学等信息，结合既往脊灰疫苗接种情况、AFP 病例监测系统运转质量、当地的卫生状况和人力资源和人口流动状况等，必要时开展接种率调查和人群脊灰血清抗体水平调查，初步评估病毒输入传播风险和危害，提出疫情发生地、其他地区的流行病学调查和控制传播的建议。

2. 开展应急接种（包括补充免疫或查漏补种）：至少以县（市、区）为单位，开展两轮应急接种。接种对象为 5 岁以下儿童或结合实际适当扩大年龄组。

3. 加强 AFP 病例监测：立即启动 AFP "零病例周报告周分析"制度（必要时日报告日分析），及时发现病例。

4. 做好隔离消毒与个人防护工作：医疗机构要做好 VDPVs 病例的隔离消毒、医院内感染控制及医务人员的个人防护工作。

5. 对病例接触者应进行 35 天医学观察，一旦出现麻痹症状，应及时隔离治疗。

6. 健康教育。

七、评估防控措施

1. 评估防控措施落实情况：AFP 病例监测中疫情相关地区 15 岁以下儿童非脊灰 AFP 病例报告发病率要达到 2/10 万，目标人群的应急接种率达到 95% 以上。

2. 评估防控措施效果：在 AFP 监测系统保持高敏感性的基础上，最后 1 例病例发生麻痹 3 个月后无新发病例，可结合脊灰病毒环境监测、人群脊灰血清抗体水平调查结果，经综合风险评估后终止应急响应。结束应急响应后，仍需继续加强维持无脊灰工作。

练习题

一、单选题

1. 脊灰最主要的临床表现是（　　　）。
   A. 无症状型　　　B. 顿挫型　　　C. 无麻痹型　　　D. 麻痹型
2. 脊灰的主要传播途径是（　　　）。
   A. 空气　　　B. 飞沫　　　C. 粪-口途径　　　D. 接触
3. 脊灰病毒排至体外主要通过（　　　）。
   A. 飞沫　　　B. 鼻分泌物　　　C. 尿液　　　D. 粪便
4. 目前尚未消灭的脊灰野病毒是几型？（　　　）
   A. Ⅰ型　　　B. Ⅱ型　　　C. Ⅲ型　　　D. Ⅳ型
5. 脊灰多见于哪个年龄段人群？（　　　）
   A. 5 岁以下　　　B. 4~10 岁　　　C. 青少年　　　D. 青壮年
6. 脊灰病毒中最易导致瘫痪和流行的是几型？（　　　）
   A. Ⅰ型　　　B. Ⅱ型　　　C. Ⅲ型　　　D. Ⅳ型
7. 我国于哪年实现无脊灰目标？（　　　）
   A. 1988 年　　　B. 2000 年　　　C. 2004 年　　　D. 2010 年

8. 脊灰病毒中引起中和反应的最主要的抗原决定簇是哪种病毒蛋白?
（　　　　）

A. VP1　　　　　B. VP2　　　　　C. VP3　　　　　D. VP4

9. AFP 病例监测是监测多少岁以下出现 AFP 症状的病例?（　　　　）

A. 5 岁　　　　　B. 10 岁　　　　　C. 15 岁　　　　　D. 20 岁

10. 《全国急性弛缓性麻痹（AFP）病例监测方案》中要求 15 岁以下儿童非脊灰 AFP 病例报告发病率要至少达到（　　　　）。

A. 1/1 千　　　　B. 1/1 万　　　　C. 1/10 万　　　　D. 2/10 万

11. AFP 病例每份粪便标本采集量至少是多少克?（　　　　）

A. 1 克　　　　　B. 2 克　　　　　C. 3 克　　　　　D. 5 克

12. AFP 病例的定义是以下哪项?（　　　　）

A. 以急性起病、肌张力增强、肌力下降、腱反射减弱或消失为主要特征的一组症候群

B. 以急性起病、肌张力减弱、肌力下降、腱反射减弱或消失为主要特征的一组症候群

C. 以急性起病、肌张力减弱、肌力下降、腱反射增强或亢进为主要特征的一组症候群

D. 以上都不正确

13. 通常 AFP 病例粪便标本采集份数要求为多少份?（　　　　）

A. 1 份　　　　　B. 2 份　　　　　C. 3 份　　　　　D. 4 份

14. AFP 病例粪便标本采集时间均在麻痹出现后多少天内?（　　　　）

A. 28 天　　　　B. 14 天　　　　C. 60 天　　　　D. 7 天

15. AFP 病例相邻两份粪便标本采集间隔时间为多久?（　　　　）

A. <12 小时　　　　　　　　B. >48 小时

C. <6 小时　　　　　　　　D. ≥24 小时

16. AFP 病例粪便标本运送的温度要求为多少?（　　　　）

A. 2～8℃　　　　B. 37℃　　　　C. −20℃　　　　D. 常温

17. 《脊髓灰质炎野病毒输入性疫情和疫苗衍生病毒相关事件应急预案（试行）》中，根据事件性质、危害程度、波及范围，将脊灰相关事件分为几级?（　　　　）

A. 四级　　　　　B. 五级　　　　　C. 三级　　　　　D. 六级

18. 脊灰病例的潜伏期一般为多少天?（　　　　）

A. 1～3 天　　　　　　　　B. 5～14 天

C. 60~75 天   D. 1 年以上

19. 根据《四川省急性弛缓性麻痹（AFP）病例监测方案》要求，县级疾控机构在接到 AFP 病例报告后，应在多长时间内派专业人员对病例开展个案调查？（　　　）

    A. 12 小时内   B. 24 小时内

    C. 48 小时内   D. 72 小时内

20. 根据《四川省急性弛缓性麻痹（AFP）病例监测方案》要求，AFP 病例粪便标本采集后要在多长时间内送达省级脊灰实验室？（　　　）

    A. 12 小时内   B. 1 天内   C. 3 天内   D. 7 天内

21. 根据《四川省急性弛缓性麻痹（AFP）病例监测方案》要求，对 AFP 病例进行随访的时间要求是什么时候？（　　　）

    A. 麻痹发生 30 天后

    B. 麻痹发生 60 天后、75 天以内

    C. 麻痹发生 75 天后

    D. 麻痹发生 90 天后

22. 任何来源的标本中分离到的 VDPVs，如果其分子遗传特征表明该 VDPVs 已循环较长时间，即根据病毒的核苷酸序列变异数目推断该毒株已循环 1.5 年以上或具有多少个核苷酸序列改变，在排除免疫缺陷相关 VDPVs 后，也认定为 cVDPVs？（　　　）

    A. 6   B. 10   C. 15   D. 20

23. 异地 AFP 病例是指非本地居住的 AFP 病例，即病例出现麻痹前在本地居住时间少于多少天；异地 AFP 病例归属哪个地方县级以上疾控机构管理？（　　　）

    A. 35 天　原居住地   B. 3 个月　原居住地

    C. 35 天　现住地   D. 3 个月　现住地

24. 脊灰是哪类传染病？（　　　）

    A. 甲类   B. 乙类   C. 丙类   D. 非法定

25. 当发生 Ⅱ 型脊灰疫苗相关病毒疫情时，目标人群应急接种率要达到多少以上？（　　　）

    A. 85%   B. 90%   C. 95%   D. 99%

二、多选题

1. 以下说法哪项符合脊灰的流行病学特点？（　　　）

    A. 人是脊灰病毒的唯一自然宿主

    B. 脊灰潜伏期为 3～35 天（一般为 5～14 天）

    C. 可通过粪－口途径传播

    D. 发病季节以冬季、春季为主

2. 以下哪项是 AFP 相关疾病共同特征？（　　　　）

    A. 急性起病

    B. 下运动神经元性瘫痪

    C. 痉挛性瘫痪

    D. 腱反射减弱

3. 以下哪些属于 VDPVs？（　　　　）

    A. 与 Sabin 株相比，VP1 编码区核苷酸序列变异数>9 个且<135 个（变异率>1％且<15％）的Ⅰ型和Ⅲ型脊灰病毒

    B. 与 Sabin 株相比，VP1 编码区核苷酸序列有 6～9 个碱基发生变异的Ⅰ型和Ⅲ型脊灰病毒

    C. 与 Sabin 株相比，VP1 编码区核苷酸序列变异数>5 个且<135 个（变异率>0.6％且<15％）的Ⅱ型脊灰病毒

    D. 与 Sabin 株相比，VP1 编码区核苷酸序列变异数≥10 个的Ⅱ型脊灰病毒

4. 以下哪些属于脊灰野病毒？（　　　　）

    A. 与 Sabin 株相比，VP1 编码区核苷酸序列变异率在 1％～15％的脊灰病毒分离株

    B. 与 Sabin 株相比，VP1 编码区核苷酸序列变异率超过 15％的脊灰病毒分离株

    C. 既往国内外流行过或与既往国内外流行过的脊灰病毒高度相似的野病毒

    D. 既往未在国内外流行过的野病毒

5. 2023 年，以下哪些国家还存在脊灰野病毒流行？（　　　　）

    A. 阿富汗   B. 尼日利亚

    C. 塔吉克斯坦   D. 巴基斯坦

6. 以下哪些试剂可以灭活脊灰病毒？（　　　　）

    A. 乙醇   B. 漂白粉

    C. 高锰酸钾   D. 过氧化氢

7. 以下哪些属于脊灰肢体麻痹的特点？（　　　　）

    A. 不对称   B. 上行性

C. 近端重于远端   D. 上肢多见

8. 以下哪些症状属于脊灰？（　　　　）

A. 感觉障碍   B. 膀胱功能障碍

C. 深部腱反射减弱   D. 出现弛缓性麻痹时伴高热

9. 出现以下哪几种 AFP 病例时，应该采集 AFP 病例的接触者粪便标本？
（　　　　）

A. 未采集到合格粪便标本的 AFP 病例

B. 根据临床或流行病学资料高度怀疑为脊灰的 AFP 病例

C. 未按时随访的 AFP 病例

D. 死亡的 AFP 病例

10. 以下哪些属于 AFP 病例标本的采集要求？（　　　　）

A. 在 AFP 病例麻痹出现后 14 天内采集

B. 两份标本采集时间至少间隔 24 小时

C. 每份标本重量≥5 克

D. 标本采集后要在 14 天内送达省级脊灰实验室

11. cVDPVs 的标本包括以下哪些情形？（　　　　）

A. 两个或以上的非家庭接触者（不一定为 AFP 病例）的标本

B. 1 个 AFP 病例或者健康者的标本和 1 个或多个环境监测标本

C. 两个及以上环境监测点的污水标本

D. 采集时间间隔 2 个月以上的同一环境监测点的标本

12. 以下哪些情形属于 II 级脊灰相关事件？（　　　　）

A. 外环境、健康人群中发现脊灰野病毒

B. 出现单例输入性脊灰野病毒病例或局限传播

C. 出现 cVDPVs 病例，局限于单个省份

D. 出现 cVDPVs 病例，关联到两个及以上省份

13. 出现以下哪些情形中国疾病预防控制中心应在 2 小时内报告国家卫生健康
委？（　　　　）

A. 发现脊灰野病毒分离自 AFP 病例

B. 发现 II 型 VDPVs 分离自 AFP 病例

C. 发现 II 型脊灰疫苗相关病毒分离自 AFP 病例

D. 发现脊灰疫苗高变异株病毒循环病例

14. 以下哪些是 AFP 主动监测医疗机构？（　　　　）

A. 县级以上综合性医院   B. 神经专科医院

C. 儿童医院   D. 中医院

15. AFP 监测系统的及时性指标包括以下哪些？（　　　）

A. 病例报告后 48 小时内调查及时率

B. 病例麻痹出现后 14 天内双份合格粪便标本采集率

C. 病例血标本采集率

D. 病例粪便标本 7 天内送达省级脊灰实验室及时率

16. AFP 病例监测的目的是什么？（　　　）

A. 发现脊灰病毒

B. 发现 VDPVs 及其循环

C. 评价免疫工作质量

D. 监测脊灰病毒变异情况

17. 以下说法正确的是？（　　　）

A. 脊灰是继天花后，人类消灭的第二个传染病

B. 2000 年我国实现了无脊灰目标

C. 脊灰病毒主要侵犯脊髓前角运动神经元

D. 脊灰属于肠道传染病

18. 以下哪些属于 AFP 监测范围内的疾病？（　　　）

A. 高钾麻痹   B. 肉毒中毒

C. 急性脑炎   D. 感染性多发性神经根神经炎

19. 当发现以下哪些情况时，应在病例所在地（市、州）及相邻地（市、州）开展 AFP 病例社区主动搜索工作？（　　　）

A. 脊灰野病毒病例   B. Ⅰ型 VDPVs 病例

C. Ⅱ型 VDPVs 病例   D. Ⅱ型变异株病毒病例

20. 当发现以下哪些情况时，应在病毒检出地以地（市、州）为单位开展两轮应急接种？（　　　）

A. 脊灰野病毒病例   B. Ⅰ型 cVDPVs 病例

C. Ⅱ型 cVDPVs 病例   D. Ⅲ型 VDPVs 病例

三、填空题

1. 脊灰病毒有_____个血清型。

2. 脊灰的传染源是_____和_____。

3. 四川省最后 1 例脊灰野病毒病例发生在_____年。

4. 脊灰病毒属于_____病毒科。

5. 脊灰的麻痹状况多为_____对称麻痹。

6. Ⅱ型和Ⅲ型脊灰野病毒已分别于_____年和_____年被证实消灭。

7. 麻痹型脊灰临床过程分为5期，分别是_____期、_____期、_____期、_____期和_____期。

8. 聚集性临床符合病例是指同一县（市、区）或相邻县（市、区）发现_____例或_____例以上的临床符合病例，发病时间间隔在_____个月以内。

9. 任何来源的标本中发现任何Ⅱ型脊灰相关病毒，均为_____事件。

10. 若脊灰野病毒分离自AFP病例，中国疾病预防控制中心应在_____小时内报告国家卫生健康委。

11. 当发现Ⅱ型VDPVs时，应对检出者每间隔_____天采集1次粪便标本，直至连续_____次采集的标本病毒分离或PCR检测阴性为止。

12. 发生Ⅱ型脊灰疫苗相关病毒疫情，启动应急响应期间，疫情相关地区15岁以下儿童非脊灰AFP病例报告发病率要达到_____万，确保中国疾病预防控制信息系统的敏感性和及时性。

13. Ⅱ型VDPVs是指与原始疫苗病毒Sabin株相比，VP1编码区核苷酸序列变异数>_____个且<_____个（变异率>0.6%且<15%）的Ⅱ型脊灰病毒。

14. 针对未采集到合格粪便标本的AFP病例，应采集5名接触者粪便标本，每名接触者采集_____份粪便标本。

15. AFP病例是指所有_____岁以下出现AFP症状的病例和任何年龄临床诊断为脊灰的病例。

四、简答题

1. 简述脊灰野病毒输入性疫情和脊灰疫苗衍生病毒相关事件分级。

2. 简述高危AFP病例定义。

3. 参考WHO推荐的病毒学分类标准，AFP病例可分为哪几类？

第二章　麻疹及风疹

培训目标

1. 各级疾控机构专业技术人员需掌握麻疹和风疹传染源、传播途径、易感人群及流行概况，以及监测和疫情处置工作的相关要求。

2. 预防接种门诊专业技术人员需了解麻疹和风疹相关知识，并能运用于预防接种咨询。

培训要点

1. 麻疹和风疹的传染源、传播途径、易感人群及流行概况，以及出疹性疾病的鉴别诊断。

2. 麻疹监测。

3. 麻疹暴发疫情处置。

第一节　基础理论

一、麻疹

麻疹（measles）是由麻疹病毒引起的急性呼吸道传染病，在我国法定的传染病中属于乙类传染病，传染性极强。

（一）病原学

麻疹的病原体为麻疹病毒，其是已知的传染性非常强的病原体之一，其基本传染数在 12~18 之间。人是麻疹病毒的唯一自然宿主。麻疹病毒为有包膜的单链 RNA 病毒，属于副粘病毒科、麻疹病毒属。依据麻疹病毒血凝素和核蛋白基因序列的差异，全球流行的麻疹病毒可分为 24 个基因型。我国在 2009—2018 年报告的麻疹病例病毒基因型 95％以上为 H1 基因型，但是 2019 年仅 9.05％为 H1 基因型。到 2020 年，有基因型鉴定结果的病例均为输入的 D8 基因型。在 2021—2022 年均未检测到 H1 基因型和境外输入基因型，提示中国本土 H1 基因型麻疹病毒传播可能已被阻断。麻疹病毒在体外生存力弱，对热、紫外线及一般消毒剂敏感，56℃ 30 分钟即可灭活，但麻疹病毒对寒冷及干燥环境有较强的抵抗力，室温下可存活数天，−70℃可存活数年。

（二）流行病学

1. 传染源

麻疹患者是唯一的传染源。急性期的患者是最重要的传染源，在出疹前 4 天至出疹后 4 天均具有传染性。

2. 传播途径

麻疹病毒主要经飞沫传播或直接接触感染者的鼻咽分泌物传播。

3. 易感人群

无麻疹患病史或无含麻疹成分疫苗免疫史的人群普遍易感，包括母传抗体已衰减的婴幼儿。

4. 流行特征

麻疹发病以冬季、春季多见，但全年均可见。我国在应用麻疹疫苗以前，麻疹发病呈自然流行状态，发病高峰周期性出现，1951—1964 年，全国报告发病率在 157.5/10 万～1432.4/10 万。1965 年开始全国范围大规模使用麻疹疫苗。随着计划免疫的实施、疫苗冷链系统的建设和免疫策略的调整，麻疹发病率持续下降。1998 年我国提出加速麻疹控制规划；2006 年开始实施消除麻疹行动计划；2007 年实施扩大免疫规划，使用 2 剂次含麻疹成分疫苗的免疫程序；2004—2009 年全国先后有 27 个省（区、市）开展麻疹疫苗补充免疫；2010 年全国统一开展麻疹疫苗补充免疫活动。中国疾病预防控制中心统计数据显示，2015—2022 年我国麻疹报告发病率已连续 7 年呈下降趋势，2022 年和 2021 年全国麻疹报告病例数均为 552 例，发病率为 0.039/10 万，达到历史最低水平。我国麻疹发病主要集中在小年龄儿童，近年来随着发病率的下降，8 月龄以下麻疹病例所占比例上升明显，部分地区 15 岁以上麻疹病例占较高比例。2018—2022 年四川省麻疹病例报告仍然集中在 5 岁以下小年龄儿童，整体呈散发状态。

（三）临床表现

1. 典型麻疹

普通型，临床最为常见。典型麻疹的临床经过可分为前驱期、出疹期和恢复期。潜伏期：大多为 7～21 天，潜伏期末可有低热或全身不适。

（1）前驱期：从发热到皮疹出现，可持续 3～4 天。临床表现为发热（多为中度以上）、流涕、打喷嚏、咳嗽、流泪、畏光、结膜充血等，发热 2～3 天后，口腔颊黏膜粗糙，上下磨牙的颊黏膜上有数量不等、周围可见红晕的 0.5～1.0mm 灰白色小点，称麻疹黏膜斑（又称柯氏斑，Koplik spots），它是麻疹前驱期的特征性体征，具有早期诊断意义。

（2）出疹期：多在发热 3～4 天后出现，持续 3～5 天，自耳后、发际、前额、面部、颈部开始自上而下波及躯干和四肢、手掌、足底，疹间皮肤正常，皮疹初为淡红色斑丘疹，之后部分融合成暗红色，出疹时体温达到高峰，全身症状加重。

（3）恢复期：若无并发症，皮疹出疹后 3～4 天体温开始下降，进入恢复期。皮疹依出疹顺序逐渐消退，颜色变暗，有色素沉着及糠皮样脱屑，1～2 周消退，疹退时体温也下降到正常范围。

2. 重型麻疹

主要见于营养不良、免疫力低下继发感染者，临床表现为持续高热，中毒症状重，有惊厥、昏迷，皮疹融合成片，深红色，可见紫蓝色出血性皮疹，病情重且病程长。

3. 轻型麻疹

临床表现为发热相对轻，热程短于 7 天，轻度上呼吸道卡他症状，少量皮疹，无色素沉着或脱屑，仅见 1~2 个或无口腔柯氏斑，全身状况良好。无并发症，病程约 1 周。多见于 6 月龄以下婴儿或 4 周内经过被动免疫的患儿，偶见于接种麻疹疫苗后。

4. 并发症

主要并发症有肺炎、喉炎、心肌炎和脑炎等。其中肺炎是最常见的并发症，发生率约 10%，多见于出疹期，也是引起死亡的主要原因，常见于 5 岁以下原有佝偻病和营养不良的小儿。

二、风疹

风疹（rubella）是由风疹病毒引起的急性呼吸道传染病，在我国法定的传染病中属于丙类传染病。多数患者感染风疹病毒后临床症状轻微，并发症较少。风疹病毒感染的最大危害是可能导致妊娠早期（怀孕前或妊娠前 3 个月）早产、流产、死胎或胎儿出生后多器官严重损伤的先天性风疹综合征。

（一）病原学

风疹病毒为披膜病毒科风疹病毒属唯一成员，为单股正链 RNA 病毒，只有一个血清型。风疹病毒可被脂溶剂、甲醛、紫外线、强酸和热等灭活，在干燥冰冻条件下可保存 9 个月。

（二）流行病学

1. 传染源

传染源包括风疹患者、隐性感染者和先天性风疹综合征患者。可从患者或隐性感染者鼻咽分泌物（出疹前 7 天至疹退后 14 天内）、血液、粪和尿液中检出风疹病毒。先天性风疹综合征患者出生后排毒时间可达数月至数年。

2. 传播途径

风疹病毒主要通过空气飞沫传播，或经污染物—手—呼吸道或手—手—呼吸道途径传播；孕妇在病毒血症期可将病毒经胎盘传给胎儿。

3. 易感人群

人群普遍易感。

4. 流行特征

风疹四季均可发病，温带地区多见于冬季、春季。我国于 2008 年将含风疹成分疫苗纳入国家免疫规划，对于控制风疹持续传播、降低适龄儿童风疹发病风险效果显著。但 2018 年 12 月以来全国报告风疹发病水平持续上升，2019 年风疹发病水平明显高于 2014—2018 年平均水平。各地均有病例报告，突发公共卫生事件主要发生在小学、中学、高校和成人集体单位。报告病例年龄特征发生明显变化，从既往以 5~9 岁儿童为主转变为以 10~29 岁无免疫史的青少年和成人为主。

（三）临床表现

1. 获得性风疹

潜伏期一般为 14~21 天，典型临床经过分为前驱期和出疹期。

（1）前驱期：短暂或不明显，易被忽略。可有低热、不适和轻微上呼吸道感染表现。部分患者软腭和悬雍垂可见细小红疹，能融合成片。

（2）出疹期：常于发热第 1~2 天开始出疹，并于 1 天内出齐。出疹顺序：面部—颈部—躯干—四肢。呈浅红色小斑丘疹，面部和四肢皮疹可融合。疹退后无脱屑或有细小脱屑，无色素沉着。出疹期平均为 3 天（一般为 1~5 天），可伴有低、中度发热和上呼吸道感染症状，随疹退而消失。与麻疹相比，风疹的出疹、扩散和消退过程进展更快，且掌跖部一般无皮疹。

枕后、耳后或颈部淋巴结肿大为风疹的另一典型表现，可在皮疹出现前发生，持续 1 周或更久。部分患者可无皮疹而仅有淋巴结肿大。可有轻度脾大，多在 3~4 周恢复正常。

2. 先天性风疹综合征

先天性风疹病毒感染可有以下 4 种结局和表现。

（1）宫内异常：包括流产、死胎、发育迟缓和畸形。

（2）出生时缺陷性疾病：包括低出生体重、听力障碍、先天性心脏病（多见动脉导管未闭和肺动脉发育不良）、肝脾大、白内障和视网膜病变、小头畸形、血小板减少性紫癜及骨发育不良等，可呈单一或多重缺陷。

（3）迟发性疾病：包括听力丧失、内分泌疾病（包括糖尿病、甲状腺功能障碍和生长激素缺乏症）、白内障或青光眼、进行性全脑炎等。

（4）不显性感染：出生时及出生后保持正常。

3. 并发症

儿童风疹很少有并发症，继发细菌感染亦较麻疹少见。

三、发热出疹性疾病的鉴别诊断

由于麻疹和风疹都为发热出疹性疾病，在主动监测和临床诊断中，应根据流行病学、临床表现、发热与皮疹的关系及皮疹特征等，结合相关病原学检查，与其他常见发热出疹性疾病进行鉴别诊断。麻疹、风疹与其他常见发热出疹性疾病临床鉴别诊断要点见表2-1-1。

表2-1-1　麻疹、风疹与其他常见发热出疹性疾病临床鉴别诊断要点

指标	麻疹	风疹	猩红热	幼儿急疹
病原体	麻疹病毒	风疹病毒	A组β溶血性链球菌	人类疱疹病毒6型、7型
潜伏期	7~21天	14~21天	2~5天	5~15天
前驱期及常见症状	通常3天，卡他症状严重，高热、上呼吸道症状明显，咳嗽较重，眼畏光及流泪。一般于病程第2~3天可在口腔颊黏膜见到柯氏斑	通常1天以内，或无前驱期，卡他症状轻微，发热甚轻或不发热	通常1天，表现为突然高热及咽痛	通常3~4天，表现为高热，热退后出疹为主要特点
皮疹出现时间	多在发热第4天出现	多在发热第1~2天出现	多在发热第2天出现	多在发热第3~4天出现
皮疹特征	先于面部，自上而下逐步出现，通常于出疹后第4天开始隐退。皮疹初为淡红色斑丘疹，之后部分融合成暗红色	浅红色斑丘疹，较麻疹小，分散或融合，先见于面部，发展迅速，24小时内遍布全身，第3~4天或更早隐退	弥漫性细小密集的猩红色斑点，压之褪色，皮肤皱褶处，如肘弯、腋窝、腹股沟等处皮疹密集，形成深红色线条，此外还可见到面部口周苍白区及杨梅样舌	皮疹呈淡红色斑疹或斑丘疹，直径约3mm，周围有浅色红晕，压之褪色，多呈散在性，亦可融合，不痒，皮疹由颈部和躯干开始，1天内迅速散布全身，以躯干及腰臀部较多，面部及四肢远端皮疹较少，肘膝以下及掌跖部多无皮疹
淋巴结	全身浅淋巴结肿胀	耳后部、颈部、枕部淋巴结肿胀	颈部、枕部淋巴结肿大	颈部淋巴结肿大，尤以枕后及耳后淋巴结明显

指标	麻疹	风疹	猩红热	幼儿急疹
色素沉着	有	无	无	无
脱屑	糠屑	少数有细糠脱屑或无	脱屑较严重,手掌、足跖大片脱皮,有时像手套、袜套样,重者可有脱发	无
血象	白细胞减少,出疹期内淋巴细胞相对增多	白细胞计数大多减少,出疹期内淋巴细胞较多,可出现异形淋巴细胞	白细胞计数与中性粒细胞计数增加,病程第2~3天起常有轻度嗜酸性粒细胞计数增加	发病第1~2天白细胞计数可增高,但发疹后白细胞计数下降,淋巴细胞相对增加

注:参照《麻疹诊断》(WS 296—2017)。

第二节 监测工作

由于风疹的临床症状与麻疹非常相似,所以从2014年起麻疹和风疹的监测工作合并到了一起。本书中麻疹和风疹监测工作主要参考《全国麻疹监测方案》《麻疹监测信息报告管理工作规范(2014年版)》《麻疹疫情调查与处置技术指南(2013年版)》和《四川省麻疹监测方案(2014年版)》。日常监测工作主要包括病例报告,病例调查,标本采集、运送和检测,主动监测等方面。

一、病例报告

各级医疗机构或责任疫情报告人发现监测病例,应按照《中华人民共和国传染病防治法》等规定,将所有监测病例通过中国疾病预防控制中心信息系统上报,并由县级疾控机构在病例报告后10日内完成最终分类。麻疹及风疹监测病例报告流程见图2-2-1。

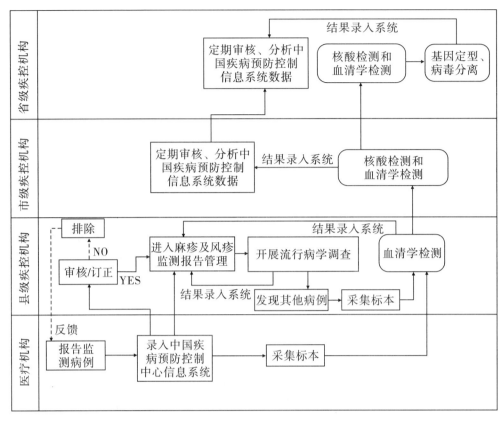

图 2-2-1　麻疹及风疹监测病例报告流程

（一）监测病例定义

监测病例定义为发热、出疹，伴咳嗽、卡他性鼻炎、结膜炎、淋巴结肿大、关节炎/关节痛症状之一者，或传染病责任疫情报告人怀疑为麻疹或风疹的病例。

（二）监测病例分类

监测病例分为实验室确诊病例、临床诊断病例和排除病例三类，定义以《麻疹诊断》（WS 296—2017）和《风疹诊断标准》（WS 297—2008）为准。

二、病例调查

由县级疾控机构在接到报告后 48 小时内进行完整的流行病学个案调查。完整的个案调查中以下 10 个变量不得出现空缺或不准确：病例姓名、性别、出生日期、现住址、含麻疹/风疹成分疫苗接种史、出疹日期、报告日期、调查日期、血标本采集日期、可能的感染地。

三、标本采集、运送和检测

由医疗机构采集病例的血标本和（或）病原学标本。

（一）标本采集

1. 血标本

合格血标本的基本要求：出疹后 28 天内采集，血清量不少于 0.5mL，无溶血，无污染；2~8℃条件下保存、运送。对出疹后 3 天内采集的血液标本检测麻疹 IgM 抗体为阴性，无病原学标本核酸检测结果的，应在出疹后 4~28 天采集第 2 份血标本进行检测。

2. 病原学标本

合格病原学标本的基本要求：出疹后 5 天内采集，冷藏运送，−70℃ 以下保存。

（二）标本运送和检测

由县级疾控机构于采集后 3 天内送达本地区麻疹风疹网络实验室，该实验室于收到血标本的 4 天内完成抗体检测。市级麻疹风疹网络实验室还应开展核酸检测工作，并在接到病原学标本 7 天内完成核酸检测。核酸检测阳性的病原学标本，应在核酸检测后 10 天内送至省级麻疹风疹网络实验室进行病毒分离和基因定型。

四、主动监测

医疗机构应每旬开展一次相关科室主动监测，并做好记录。各级疾控机构应每旬到辖区内医疗机构开展一次主动监测，定期对医疗机构主动监测工作进行培训和技术指导。

开展主动监测时，监测人员应到监测医院的儿科、皮肤科、传染科的门诊、病房和病案室等，查阅门诊日志、出入院记录或病案，并与医务人员交谈，主动搜索麻疹及风疹病例，并记录监测结果。如发现漏报的麻疹及风疹病例，应按要求开展调查和报告。

五、麻疹及风疹监测系统评价指标

（一）指标计算公式

1. 监测系统及时性指标

（1）监测病例报告后 48 小时内完整调查率，计算公式：

$$监测病例报告后 48 小时内完整调查率$$

$$=\frac{监测病例报告后 48 小时内进行完整的个案调查的监测病例数}{报告监测病例总数}\times100\%$$

其中，48 小时是指"调查日期"距"病例报告日期"的时间间隔。完整的个案调查是指病例姓名、性别、出生日期、现住址、含麻疹成分疫苗接种史、出疹日期、报告日期、调查日期、血标本采集日期、可能的感染地等变量均无空缺，且均准确。

（2）血标本采集后 3 天内送达本地区麻疹风疹网络实验室比例，计算公式：

$$血标本采集后 3 天内送达本地区麻疹风疹网络实验室比例$$

$$=\frac{采集后 3 天内送达本地区麻疹风疹网络实验室的血标本份数}{采集血标本总份数}\times100\%$$

其中，3 天是指"实验室血标本收样日期"距"采样日期"的时间间隔。

（3）麻疹、风疹 IgM 检测结果 4 天内报告率，计算公式：

$$麻疹、风疹 IgM 检测结果 4 天内报告率$$

$$=\frac{4 天内报告麻疹、风疹 IgM 检测结果的血标本份数}{实验室收到血标本总份数}\times100\%$$

其中，4 天是指"实验室麻疹、风疹 IgM 检测结果报告日期"距"标本收到日期"的时间间隔。

2. 监测系统特异性指标

监测病例血标本采集率，计算公式：

$$监测病例血标本采集率=\frac{采集血标本的监测病例数}{报告监测病例总数}\times100\%$$

（二）指标要求

1. 监测系统敏感性指标

以市（州）为单位，排除麻疹风疹病例报告发病率≥2/10万。

2. 监测系统及时性指标

（1）监测病例报告后48小时内完整调查率≥80％；

（2）血标本采集后3天内送达本地区麻疹风疹网络实验室比例≥80％；

（3）麻疹、风疹IgM检测结果4天内报告率≥80％。

3. 监测系统特异性指标

监测病例血标本采集率≥80％。

第三节　疫情处置

麻疹疫情处置参考《麻疹疫情调查与处置技术指南（2013年版）》开展。风疹疫情处置也可参考该技术指南开展。

在发现或接到麻疹暴发疫情报告后，县级疾控机构应成立麻疹暴发疫情调查组，24小时内启动现场调查工作，对暴发疫情涉及的每一例疑似病例均应进行流行病学个案调查、血标本采集、实验室检测，并开展风险评估以采取控制措施。

一、暴发及突发公共卫生事件定义

（一）暴发

根据我国实际情况，现阶段麻疹暴发疫情定义为以下任一种情况：

（1）以村、居委会、学校或其他集体机构为单位10天内发生2例及以上麻疹病例。

（2）以乡（镇、社区、街道）为单位10天内发生5例及以上麻疹病例。

（3）以县（市、区）为单位，1周内麻疹发病水平超过前5年同期平均发病水平1倍以上。

（二）突发公共卫生事件

1. 报告

《国家突发公共卫生事件相关信息报告管理工作规范（试行版）》规定，"1 周内，同一学校、幼儿园、自然村寨、社区、建筑工地等集体单位发生 10 例及以上麻疹病例"即可确定为突发公共卫生事件。《国家突发公共卫生事件相关信息报告管理工作规范（试行版）》要求，在"突发公共卫生事件报告管理信息系统"开展麻疹疫情的相关信息报告工作。

2. 事件分级

《卫生应急工作手册》规定，根据突发公共卫生事件性质、危害程度、涉及范围，将麻疹突发公共卫生事件划分为重大（Ⅱ级）、较大（Ⅲ级）和一般（Ⅳ级）三级。

重大突发公共卫生事件（Ⅱ级）：麻疹疫情波及 2 个以上县（市、区），1 周内发病水平超过前 5 年同期平均发病水平 2 倍以上。

较大突发公共卫生事件（Ⅲ级）：1 周内在 1 个县（市、区）行政区域内，麻疹发病水平超过前 5 年同期平均发病水平 1 倍以上。

一般突发公共卫生事件（Ⅳ级）：由县级人民政府卫生健康主管部门以上认定。

3. 分级响应

地方各级人民政府卫生行政部门依照职责和《国家突发公共卫生事件应急预案》的规定，在本级人民政府统一领导下，负责组织、协调本行政区域内突发公共卫生事件应急处理工作，并根据突发公共卫生事件应急处理工作的实际需要，向本级人民政府提出成立地方突发公共卫生事件应急指挥部的建议。突发公共卫生事件响应模式分为四级，响应级别从高到低次为Ⅰ级、Ⅱ级、Ⅲ级和Ⅳ级，分别由国家级、省级、市级、县级政府组织处置。

二、疫情核实

了解病例的发病与就诊经过，包括主要临床症状和并发症、医疗救治情况，尽快进行病例诊断和分类，结合病例临床表现和流行病学调查结果，判断是否为麻疹暴发疫情。同时在暴发疫情早期至少采集 5 例（病例数小于 5 例全部采集）疑似病例病原学标本（注：应在病例出疹后 5 天内采集）。

三、病例搜索

开展麻疹暴发疫情现场调查时，应回顾搜索调查疫情所在地及周边地区近期所有的麻疹疑似病例。

（一）搜索病例定义

搜索病例定义包括搜索时间范围、地域范围、人群范围及病例症状体征等要素。为操作方便，搜索时间范围应为从首例病例发病日向前推 2~3 个最长潜伏期。当发现新的首例病例时，应相应地扩大搜索时间范围，直至首例病例前 1 个最长潜伏期内无疑似病例。

（二）搜索范围及方式

1. 医疗机构

查阅内科、儿科、皮肤科、传染病科等相关科室门诊日志、出入院登记，访谈村医或个体医师。

2. 学校（托幼机构）

了解学生或教师缺勤情况及原因，通过晨检及早发现既往和续发病例。

3. 村（社区）

入村与村医和群众访谈。

4. 其他

根据当地实际情况确定适宜的搜索范围及方式，如对机关、企业、厂矿等单位进行搜索。

四、病例个案调查

由县级疾控机构在接到报告后 48 小时内进行完整流行病学个案调查。对首例病例和指示病例要重点调查其发病前 7~21 天及传染期的活动情况、接触人群，了解可疑的暴露因素、与续发病例间的流行病学关联等流行病学信息。

五、流行病学特征描述

完成病例搜索和个案调查后，县级疾控机构应迅速按照时间、地区、人群分布等流行病学特征对暴发进行描述，确定暴发的范围和严重程度，寻找可能的危险因素和暴发原因线索等。

六、传播风险评估

在疫情调查的同时，应了解周边区域人群免疫状态，对疫情向周边区域扩散的风险进行评估。传染风险评估应包括基本信息评估、接种率评估、常规免疫接种率评估和暴发疫情发展趋势评估四个方面。

七、暴发控制

麻疹疫情控制措施不应在所有危险因素完全调查清楚之后再采取，而应在疫情初期尽早落实，并根据新的疫情调查结果不断调整。

（一）一般措施

1. 病例管理

麻疹病例应自前驱期出现卡他症状时开始隔离至出疹后 4 天，并发肺部感染的应隔离至出疹后 14 天。疑似病例未确诊之前，按确诊病例进行隔离。

2. 接触者管理

麻疹接触者的定义为在麻疹病例传染期（重点关注出疹前 5 天至出疹后 4 天）内与其有密切接触者，包括患者的看护人员、家庭成员，以及托儿所、幼儿园、学校里的同班者或处在同一工作、生活、学习环境中的人。调查人员应找出麻疹病例密切接触者，结合疫情发展趋势评估结果制定相应的管理措施。

3. 感染控制

麻疹病例所在的一般场所和居家室内环境可开窗通风，随时消毒并无必要。集体单位发生麻疹疫情后应避免集体活动以减少病毒的传播。收治麻疹病例的医疗机构必须具备隔离条件，在麻疹暴发期间要实施更严格的感染控制。

4. 加强监测

落实疫情报告、主动监测等制度，及时发现并报告疑似麻疹病例，提高监测系统的敏感性、及时性与特异性。

5. 风险沟通

麻疹暴发期间应做好舆情监测，在负面消息或虚假信息广泛传播之前，及时、主动与媒体沟通，向公众传递正确信息，避免恐慌和误解。

（二）免疫措施

1. 常规免疫

麻疹暴发的地区应针对疫情所暴露出来的问题加强常规免疫工作。

2. 应急接种

麻疹疫情发生后，结合疫情调查及疫情扩散风险评估结果，对重点人群开展麻疹疫苗应急接种。应急接种应尽快开展，越早开展越能有效控制麻疹疫情。对密切接触者的接种尽量在暴露后 72 小时内完成。对社区内开展应急接种，应在尽可能短的时间（如 1 个最短潜伏期）内完成（争取 3 天内接种率达到 95％以上）。

（三）特定场所防治措施

对特定场所发生的麻疹疫情，除了实施一般措施和免疫措施，还需要针对特定场所的特点，因地制宜、科学有据地采取针对性的防控措施。

八、疫情评估与总结

最后一例麻疹病例发病后 21 天内无新的麻疹病例出现可判断为暴发结束。麻疹风疹网络实验室连续 3 个月未监测到输入性病毒基因型，输入性病例导致的输入性相关病例传播被阻断，可判断为输入性疫情结束。

负责疫情调查处置的疾控机构应及时撰写调查报告，调查报告可分为初次报告、进展报告和最终报告，根据不同疫情规模和进展情况进行报告。

暴发调查所有原始资料应保存在负责疫情调查处置的疾控机构。

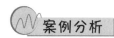 案例分析

一起发生于社会福利院的麻疹暴发疫情的调查处置

一、事件经过

2015 年 3 月 23 日，某市疾控机构工作人员在麻疹监测报告信息管理系统查阅

到市中心医院新报告1例麻疹临床诊断病例，立即派专业技术人员到现场开展个案调查，得知该病例为该市社会福利院收养的残障儿童，且该院另有4例类似病例在某民营医疗机构住院治疗，高度疑似一起局部聚集性麻疹暴发疫情。报告当地卫生健康主管部门后，当地疾控机构专业技术人员组成疫情调查组到某民营医疗机构及市社会福利院开展流行病学个案调查，采集病例血标本和咽拭子标本送麻疹风疹网络实验室进行检测，并同时开展疫情风险评估，采取控制措施。

二、社会福利院基本情况

该社会福利院占地面积约20亩，设有办公区、老年区、学生区和集中供养区4个相对独立区域。该社会福利院收养人员均为孤寡老人和遗孤儿童、残障儿童。封闭式管理，内部人员外出活动有限，但外来人员参观探视较为频繁。全院共有各类人员84名，其中工作人员36名，孤寡老人27名，遗孤儿童11名，残障儿童10名。

三、流行病学调查情况

（一）临床症状

首例病例丁某，女，4岁，2015年3月16日出现发热、咳嗽等症状，2015年3月20日全身依次出现皮疹。2015年3月18日至20日该社会福利院又陆续出现4例疑似病例，主要临床表现为先出现发热、咳嗽、卡他性鼻炎、结膜炎等症状，随后耳后、颈部、沿发际边缘出现红色斑丘疹，逐渐遍及面部，蔓延至躯干和四肢，大部分皮疹压之褪色并出现糠皮样皮屑。

（二）病例分布

1. 时间分布。

5例麻疹病例发病时间均在3月（3月16日发病1例，3月18日发病2例，3月19日发病1例，3月20日发病1例）。

2. 人群分布。

发病儿童中男性2例，女性3例。年龄组分布为1岁以内组1例，2岁组2例，4岁组1例，16岁组1例。以上病例均为残障儿童，来自该社会福利院集中供养区。该集中供养区共有10名残障儿童一起生活，由5名保育员24小时轮班值守看护。

（三）外出史及接触史

5 例病例在发病前 21 天无外出史，但发病前 1~3 周有与 90 余批共 200 余人次外来参观、探视人员及义工接触史。

（四）免疫史

5 例病例均未接种过含麻疹成分疫苗。

（五）实验室检测

对 5 例病例均采集了血标本及咽拭子标本送市级麻疹风疹网络实验室进行检测，结果 5 例病例均为麻疹 IgM 阳性，风疹 IgM 阴性；5 例病例均为麻疹病毒核酸阳性，风疹病毒核酸阴性。咽拭子标本送省级麻疹风疹网络实验室进行麻疹病毒分离，结果为阴性。

四、处置措施

（一）疫区处理

改善老年区、学生区和集中供养区通风换气设施和条件，加强开窗通风，对寝室、活动室和过道、走廊等开展空气消毒，对桌椅、门窗、床具等开展擦拭消毒。

（二）病例和密切接触者管理

接诊医疗机构对 5 例确诊病例执行隔离治疗，自前驱期出现卡他症状时开始，隔离至出疹后 4 天，并发肺部感染的隔离至出疹后 14 天，痊愈后方可返回社会福利院。对集中供养区的其他 5 名残障儿童和 5 名保育员等密切接触者隔离进行医学观察。

（三）应急接种

对该社会福利院除有明确禁忌证以外的其他人员开展麻疹疫苗应急接种。

（四）外来人员控制

限制到该社会福利院的外来参观、探访人员的批次和规模，做好外来人员的预检登记，身体异样者不得入院。

（五）疫情主动搜索

加强该社会福利院所在区域及周边地区疫情监测，对医疗机构开展麻疹病例主动搜索，未发现发热出疹样病例。

（六）加强宣传

在该社会福利院加强防病知识宣传，保持环境和个人卫生。

（七）处置效果

通过落实各项防控措施，经过 1 个最长潜伏期，截至 2015 年 4 月 9 日无新发病例出现，此次疫情终止。

【思考】此次麻疹暴发疫情暴露了麻疹防控的哪些薄弱环节？还应落实哪些防控措施？

一、麻疹防控存在的薄弱环节

（一）存在免疫空白人群

该社会福利院的麻疹病例均未接种含麻疹成分疫苗，没有建立有效的麻疹免疫屏障。

（二）未做好外来人员的预检防控措施

该社会福利院接待外来人员密集频繁，且没有相应的预检防病意识和防范措施，麻疹等其他疫情输入风险高。

二、还应落实的防控措施

（一）加强特殊场所内特殊人群的疫苗接种

应切实加强麻疹疫苗的常规免疫工作，提高接种率，消除免疫空白。对社会福利院、收容所、看守所、救助站等特殊场所内特殊人群的麻疹疫苗接种情况要进行摸底，对漏种人群及时开展疫苗补种，建立有效的免疫屏障。

（二）加强对重点人群的疾病监测

麻疹暴发疫情主要集中在中小学及幼儿园等人群集中的场所。学生的流动增加了麻疹传播流行的风险。应加强托幼机构的宣传教育及疾病监测工作。

（三）加强对医疗机构传染病防控工作的督导检查

卫生健康主管部门、卫生执法部门及疾控机构要开展医疗机构麻疹、风疹等传染性疾病防控工作的联合督导检查，督促医疗机构特别是民营或私立医疗机构接诊可疑麻疹等传染病患者时务必要及时报告当地疾控机构，并严格按照《中华人民共和国传染病防治法》要求落实可疑病例医学观察和确证病例隔离或分区治疗措施，避免医疗机构成为助推麻疹等传染病扩散传播的特殊场所。

（四）加强麻疹病例监测工作，提高监测系统敏感性

按照《四川省麻疹监测方案（2014 年版）》要求，医疗机构应定期开展麻疹病例主动搜索，各级负责麻疹监测的人员实时关注麻疹报告情况，提高麻疹监测系统敏感性，及时发现疫情，及早处置疫情，防止疫情扩散和流行。

（五）规范标本采集，加强实验室检测，提供病原学诊断依据

加强监测、强化疫情调查与处理是消除麻疹的重要措施。实际工作中对所有麻疹监测病例均应采集血标本进行血清学实验室诊断，及时进行病例分类，并尽量对出疹后 5 天内的麻疹病例采集病原学标本，进行病毒核酸检测和病毒分离培养，以了解病毒学特征，追踪病毒来源和传播轨迹。

练习题

一、单选题

1. 下列选项中，哪项是麻疹的传播途径？（　　　）

    A. 肠道　　　　　B. 呼吸道　　　　　C. 血源　　　　　D. 虫媒

2. 麻疹最常见的并发症是什么？（　　　）

    A. 喉炎　　　　　B. 脑炎　　　　　C. 肺炎　　　　　D. 心肌炎

3. 麻疹在哪个时期有传染性？（　　　）

    A. 发病到皮疹消失

    B. 发病到出疹后 5 天

    C. 出疹前 2 天至出疹后 10 天

    D. 出疹前 4 天至出疹后 4 天

4. 县级疾控机构负责麻疹监测的人员应多久浏览一次麻疹监测信息报告管理系统以及时了解本地麻疹、风疹病例报告情况？（　　　）

    A. 每天　　　　　B. 2 天　　　　　C. 3 天　　　　　D. 每周

5. 下列哪项有助于早期诊断麻疹病例？（　　　）

    A. 发热　　　　　　　　　B. 卡他症状

    C. 呕吐与腹泻　　　　　　D. 柯氏斑

6. 一婴幼儿体温达 39～40℃，皮疹为暗红色斑丘疹，自耳后、发际、前额、面部、颈部开始自上而下波及躯干和四肢手掌、足底。患儿流涕、打喷嚏、

咳嗽、流泪、畏光，有眼结膜炎，口腔颊黏膜有柯氏斑。以上症状是下列哪个疾病的临床特点？（　　　）

A. 风疹　　　　　　　　　　　B. 麻疹

C. 幼儿急疹　　　　　　　　　D. 猩红热

7. 预防麻疹最有效的措施是什么？（　　　）

A. 应用免疫球蛋白

B. 接种含麻疹成分疫苗

C. 应用胎盘球蛋白

D. 应用维生素 A

8. 麻疹、风疹监测病例的血标本采集后应几天内送达麻疹风疹网络实验室？（　　　）

A. 1 天　　　　B. 2 天　　　　C. 3 天　　　　D. 4 天

9. 如果一个麻疹疑似病例，在发病前与确诊病例有过接触，由于失访导致无法进行血清学检查，那么针对该病例可以作出以下哪种诊断？（　　　）

A. 疑似病例　　　　　　　　　B. 临床诊断病例

C. 确诊病例　　　　　　　　　D. 排除病例

10. 当确认为麻疹暴发疫情时，疫情早期应采集至少多少例病例的血标本和病原学标本？病例数小于多少例者应全部采集？（　　　）

A. 2 例　2 例　　　　　　　　B. 3 例　3 例

C. 5 例　5 例　　　　　　　　D. 10 例　10 例

11. 麻疹患者应隔离到出疹后 4 天，并发肺部感染的应延长至出疹后多少天？（　　　）

A. 6 天　　　　B. 8 天　　　　C. 14 天　　　　D. 21 天

12. 对密切接触者的接种尽量在暴露后多少小时内完成？（　　　）

A. 24 小时　　　B. 48 小时　　　C. 72 小时　　　D. 96 小时

13. 最后一例麻疹病例发病后多少天内无新的麻疹病例出现可判断为暴发结束？（　　　）

A. 21 天　　　　B. 14 天　　　　C. 7 天　　　　D. 10 天

14. 按照《四川省麻疹监测方案（2014 年版）》要求，医疗机构应当在多久开展一次相关科室的麻疹、风疹主动监测？（　　　）

A. 每旬　　　　B. 每日　　　　C. 每月　　　　D. 每周

15. 按照《四川省麻疹监测方案（2014 年版）》要求，下列哪个科室不是医疗机构开展麻疹风疹主动监测的科室？（　　　）

A. 儿科　　　　　　B. 神经内科　　　　C. 皮肤科　　　　D. 传染科

16. 麻疹疑似病例调查与录入专病系统的时限要求分别是多少？（　　　）

A. 接到疫情报告后 12 小时内完成调查，完成调查后 24 小时内录入专病系统

B. 接到疫情报告后 24 小时内完成调查，完成调查后 24 小时内录入专病系统

C. 接到疫情报告后 24 小时内完成调查，完成调查后 48 小时内录入专病系统

D. 接到疫情报告后 48 小时内完成调查，完成调查后 48 小时内录入专病系统

17. 按照《四川省麻疹监测方案（2014 年版）》要求，以下哪项关于合格血标本的基本要求的说法是错误的？（　　　）

A. 出疹后 7 天内采集　　　　　　B. 血清量不少于 0.5mL

C. 2～8℃条件下保存、运送　　　D. 无溶血，无污染

18. 开展麻疹暴发疫情现场调查时，应回顾搜索调查疫情所在地及周边地区近期所有的麻疹疑似病例，搜索的时间范围应为从首例病例发病日向前推几个最长潜伏期？（　　　）

A. 1～2 个　　　　　　　　　　B. 2～3 个

C. 3～4 个　　　　　　　　　　D. 以上都不是

19. 为控制风疹持续传播、降低适龄儿童风疹发病，我国在什么时候将含风疹成分疫苗纳入国家免疫规划？（　　　）

A. 1978 年　　　　B. 2005 年　　　　C. 2008 年　　　　D. 2012 年

20. 前驱期发热，咽痛，起病 1～2 天内出疹，皮疹为针头大小，红色斑点状疹或粟粒疹，疹间皮肤不充血，皮肤弥漫性潮红，压之褪色，退疹时一般无脱屑脱皮，白细胞总数减少，淋巴细胞明显增多，是下列哪个疾病的临床特点？（　　　）

A. 麻疹　　　　　　　　　　　　B. 风疹

C. 幼儿急疹　　　　　　　　　　D. 猩红热

21. 风疹症状比麻疹轻，传染性不如麻疹，风疹的潜伏期一般为多少天？（　　　）

A. 10～14 天　　　　　　　　　B. 10～23 天

C. 15～30 天　　　　　　　　　D. 14～21 天·

22. 为预防风疹和先天性风疹综合征，接种风疹减毒活疫苗的禁忌人群是下列

哪项？（　　　　）

A. 育龄女青年

B. 婚前女青年

C. 注射过抗风疹人血清免疫球蛋白的非孕妇

D. 妊娠期妇女

23. 先天性风疹综合征即胎儿或新生儿患先天性白内障（失明）、心脏病、听力障碍等，是什么原因所致？（　　　　）

A. 在妊娠期 1~4 个月患风疹　　　　B. 在妊娠期 6~7 个月患风疹

C. 在妊娠期 8~9 个月患风疹　　　　D. 分娩时患风疹

24. 下列关于风疹说法错误的是哪项？（　　　　）

A. 风疹患者是传染源

B. 风疹无症状携带者也可成为传染源

C. 通过呼吸道飞沫传播

D. 母亲在妊娠期患风疹，病毒可通过胎盘侵入婴儿

25. 下列关于先天性风疹综合征说法错误的是哪项？（　　　　）

A. 先天性风疹综合征的婴儿可在出生数周、数月甚至 1 年内排毒

B. 先天性风疹综合征常见表现为先天性心脏病、白内障及听力障碍

C. 多数先天性风疹综合征患儿出生即有临床症状，也可于出生后数月至数年才出现进行性症状

D. 出生后患先天性风疹综合征的婴儿死亡少见

26. 一个育龄妇女婚前检查，风疹 IgG 抗体阴性。婚后该妇女准备要小孩，但当地每年都有风疹散在流行，为防止先天性风疹综合征发生，最好采取什么措施？（　　　　）

A. 该育龄妇女不接触出疹的患者

B. 保持家中空气流通和空气消毒

C. 注射含风疹成分疫苗，并在接种疫苗 3 个月后再怀孕

D. 注射丙种球蛋白和胎盘球蛋白

27. 县级疾控机构在检测单位录入血清学或（和）病原学检测结果后，根据相应结果并结合流行病学调查信息综合判断，尽量在病例报告后几天内订正传染病报告卡中的"疾病病种"及"病例分类"选项？（　　　　）

A. 3 天　　　　　B. 7 天　　　　　C. 10 天　　　　　D. 14 天

28. 按照《麻疹监测信息报告管理工作规范（2014 年版）》的要求，各级在进行麻疹监测系统运转质量评价时，"排除麻疹风疹病例报告发病率"指标

应按照什么地区进行统计？（　　　）

A．报告地区　　　　　　　　　　B．现住址

C．病例户籍地　　　　　　　　　D．以上均可

29．按照《麻疹监测信息报告管理工作规范（2014 年版）》的要求，各级在进行麻疹监测系统运转质量评价时，全年监测指标应以什么日期生成的报表为准？（　　　）

A．发病日期　　　　　　　　　　B．审核日期

C．报告日期　　　　　　　　　　D．以上均可

30．按照《麻疹监测信息报告管理工作规范（2014 年版）》的要求，县级及以上疾控机构应至少多久对麻疹监测信息报告管理系统的麻疹个案信息进行一次查重，及时删除或订正重复记录？（　　　）

A．每日　　　　　B．每周　　　　　C．每旬　　　　　D．每月

二、多选题

1．以下关于麻疹病原学的说法中哪些是正确的？（　　　）

A．麻疹病毒属于双链 RNA 病毒

B．我国近 20 多年来主要以麻疹病毒 H1 基因型为流行绝对优势基因型

C．麻疹病毒对寒冷及干燥环境的抵抗力较弱

D．麻疹病毒对一般消毒剂敏感，56℃ 30 分钟即可灭活

2．以下需作为麻疹疑似病例进行报告的有哪些？（　　　）

A．发热、皮疹伴卡他性鼻炎的病例

B．发热、皮疹伴咳嗽的病例

C．发热、皮疹伴结膜炎的病例

D．传染病疫情责任报告人怀疑为麻疹的病例

3．近年来我国麻疹疫情的流行特征有哪些？（　　　）

A．2020 年以来，我国麻疹暴发较多

B．我国麻疹发病主要集中在小年龄儿童

C．我国麻疹发病主要集中在 15 岁以上人群

D．近年来随着发病率的下降，8 月龄以下麻疹病例所占比例上升明显

4．关于麻疹流行，下列说法正确的是哪几项？（　　　）

A．一般每 3～5 年为一麻疹流行周期。麻疹疫苗应用后，麻疹发病强度有所减弱，但麻疹流行规律似乎仍未被打破

B．儿童麻疹流行情况可反映当地免疫规划工作开展情况

C．麻疹流行强度取决于当地传染源强度、易感人群数量及易感人群暴露

频率

　　D. 流行持续时间与易感人群数量、暴露频率、传染源管理控制、防控措施、薄弱环节等因素有关

5. 按照《四川省麻疹监测方案（2014年版）》要求，以下哪些内容为流行病学个案调查必须调查的变量？（　　　）

　　A. 含麻疹/风疹成分疫苗接种史　　　B. 病例现住址

　　C. 血标本采集日期　　　　　　　　　D. 可能的感染地

6. 在中国传染病麻疹专病监测系统中，以下病例中不可以作为重卡病例删除的有哪些？（　　　）

　　A. 病例甲先后在 A、B 医院就诊，分别诊断为麻疹病例、风疹病例

　　B. 两病例性别、年龄、出生日期、家庭地址、所留电话、疾病名称均相同，但姓名不同

　　C. 两病例姓名、性别、年龄、出生日期、家庭地址、所留电话、疾病名称均相同

　　D. 两病例姓名、性别、年龄、出生日期、所留电话、疾病名称均相同，但家庭住址不同

7. 麻疹监测系统及时性指标有下列哪几项？（　　　）

　　A. 监测病例报告后 48 小时内完整调查率

　　B. 血标本采集后 3 天内送达本地区麻疹风疹网络实验室比例

　　C. 麻疹、风疹 IgM 检测结果 4 天内报告率

　　D. 监测病例血标本采集率

8. 对麻疹病例现住址的理解正确的是哪些？（　　　）

　　A. 麻疹发病时实际居住的地址，可以是家庭地址，也可以是宾馆等地址

　　B. 户籍地并不一定等于现住址

　　C. 外地来本地长期（>3 个月）打工病例，其户籍地即为现住址

　　D. 病例如有一处以上住址时，应为患病期间最容易随访到的住址

9. 在麻疹流行季节，从个体和群体的角度出发，你认为以下哪些措施可以降低麻疹发生率？（　　　）

　　A. 适龄儿童及时接种含麻疹成分疫苗

　　B. 未接种含麻疹成分疫苗的儿童及时补种

　　C. 经常开窗通气，流行季节尽量不去人多的地方

　　D. 做好传染源隔离和密切接触者接种工作

10. 根据《四川省麻疹监测方案（2014年版）》，以下对"麻疹实验室确诊病

例"的分类规定描述正确的是哪几项？（　　　　）

A. 麻疹疑似病例血标本检测示麻疹 IgM 抗体为阳性，且流行病学调查显示最近 1 个月内无麻疹疫苗接种史

B. 从麻疹疑似病例的标本中检测到麻疹病毒核酸

C. 麻疹疑似病例血标本检测示麻疹 IgM 抗体为阳性，且同时病原学标本分离到麻疹病毒或检测到病毒核酸

D. 恢复期血清麻疹/风疹 IgG 抗体滴度比急性期至少升高 4 倍，或急性期抗体阴性而恢复期抗体阳转者

11. 根据《四川省麻疹监测方案（2014 年版）》，以下对"临床诊断麻疹病例"的分类规定描述正确的是哪几项？（　　　　）

A. 无标本或标本不合格，但与实验室确诊麻疹病例有流行病学关联

B. 监测病例无标本或标本不合格，与实验室确诊麻疹病例无流行病学关联，未明确诊断为其他疾病者

C. 包含流行病学联系麻疹病例和临床符合麻疹病例

D. 以上都不对

12. 根据《四川省麻疹监测方案（2014 年版）》，以下对"排除麻疹病例"的分类规定描述正确的是哪几项？（　　　　）

A. 合格血标本检测示麻疹 IgM 结果为阴性，且无其他麻疹实验室检测阳性结果者

B. 无标本或标本不合格，与实验室确诊麻疹病例无流行病学关联，且明确诊断为其他疾病者

C. 与接种疫苗相关的发热出疹病例

D. 麻疹疑似病例出疹后 4 天内采集的标本检测示麻疹 IgM 抗体阴性者

13. 开展麻疹监测的目的是什么？（　　　　）

A. 及时发现麻疹病例，采取针对性措施，预防和控制疫情

B. 了解麻疹流行病学特征，分析人群免疫状况，确定易感人群，加强预测预警

C. 了解麻疹病毒学特征，追踪病毒来源、传播轨迹

D. 评价预防控制效果，为适时调整消除麻疹策略提供依据

14. 与接种含麻疹成分疫苗相关的发热出疹病例，鉴定出麻疹疫苗株病毒可排除麻疹，未鉴定出麻疹疫苗株病毒者，应同时符合以下哪几项才能排除麻疹？（　　　　）

A. 有出疹，伴或不伴发热，无咳嗽等呼吸道症状

    B. 接种含麻疹成分减毒活疫苗 7 天后出疹

    C. 血标本采集日期为接种含麻疹成分减毒活疫苗后 8～56 天，且检测麻疹 IgM 抗体阳性

    D. 充分的流行病学调查未发现该病例引起续发病例

15. 《四川省麻疹监测方案（2014 年版）》中麻疹/风疹"流行病学关联"病例指的是以下哪几种情形？（　　　　）

    A. 在出疹前 7～21 天，直接接触过其他麻疹/风疹实验室确诊病例

    B. 与其他麻疹/风疹实验室确诊病例在同一个村、社区、学校或其他集体单位

    C. 与其他麻疹/风疹实验室确诊病例参加过同一个集体活动，如集市或其他集会等

    D. 到访过有麻疹/风疹实验室确诊病例就诊的医疗机构

16. 麻疹病例密切接触者是指在麻疹病例传染期内与麻疹病例有密切接触者，包括以下哪些人？（　　　　）

    A. 患者的看护人员、家庭成员

    B. 托儿所、幼儿园、学校里的同班者

    C. 处在同一工作、生活、学习环境中的人

    D. 接触麻疹病例的医务人员

17. 开展麻疹暴发疫情现场调查时，应开展病例主动搜索，搜索范围应包括以下哪些？（　　　　）

    A. 医疗机构

    B. 学校（托幼机构）

    C. 村（社区）

    D. 没有必要搜索其他适宜单位，如机关、企业、厂矿等

18. 学校出现麻疹暴发疫情时，可采取以下哪些控制措施？（　　　　）

    A. 病例可以继续上学

    B. 开展学校应急接种，接种对象包括教职工和学生

    C. 开展晨检，因病缺勤应追查和登记

    D. 加强监测，做到早发现、早报告、早调查

19. 麻疹暴发疫情调查的步骤包括以下哪几项？（　　　　）

    A. 核实疫情   B. 病例搜索、病例个案调查

    C. 流行病学特征描述   D. 传播风险评估

20. 孕妇妊娠期尤其是在妊娠前 3 个月感染风疹病毒，可能导致新生儿发生先

天性风疹综合征，常见症状包括以下哪些？（　　　　）

    A. 先天性白内障   B. 先天性听力障碍

    C. 先天性心脏病   D. 唐氏综合征

21. 在风疹流行季节，从个体和群体的角度出发，你认为下面哪些措施可以降低风疹发生率？（　　　　）

    A. 适龄儿童及时接种含风疹成分的疫苗

    B. 未接种含风疹成分疫苗的儿童及时补种

    C. 经常开窗通气，流行季节尽量不去人多的地方

    D. 做好传染源隔离和密切接触者接种工作

22. 以下关于风疹说法正确的有哪些？（　　　　）

    A. 妊娠期妇女一旦感染风疹病毒，无论是显性感染还是隐性感染，均有很大可能使胎儿受感染，导致先天性风疹综合征的发生

    B. 传染性在发病前 2 天和发病后 5 天最强

    C. 主要经空气飞沫传播，也可经密切接触传播，孕妇体内的风疹病毒还可经胎盘感染胎儿

    D. 先天性风疹综合征和先天性风疹感染患者咽部可排毒数周、数月甚至 1 年以上

23. 影响风疹流行的是以下哪些因素？（　　　　）

    A. 风疹病毒流行规律

    B. 易感人群累积数量与累积速度

    C. 人口流动及环境因素

    D. 疫苗应用

24. 疑似风疹病例定义是发热、出疹（全身性皮疹）并伴有下列哪些临床症状之一者？（　　　　）

    A. 咳嗽   B. 结膜炎

    C. 淋巴结肿大   D. 关节痛或关节炎

25. 关于风疹下列说法正确的是哪些？（　　　　）

    A. 风疹传染源为患者，出疹前后传染性最强

    B. 风疹患者病后有较持久免疫力

    C. 风疹病毒主要侵犯上呼吸道黏膜，并可发展为病毒血症

    D. 我国大多数人对风疹病毒易感，感染后多数呈显性感染

26. 关于风疹所致皮疹，下列说法正确的是哪些？（　　　　）

    A. 发热后出现   B. 为充血性斑丘疹

C. 2～3 天后消退，有色素沉着　　　　D. 多见于面部、躯干

27. 在风疹监测过程中，最终将风疹分为下列哪几类病例？（　　　　）

A. 实验室确诊病例　　　　　　　　　B. 临床符合病例

C. 流行病学联系病例　　　　　　　　D. 排除病例

28. 风疹实验室确诊病例有以下哪些？（　　　　）

A. 有发热、出疹、淋巴结肿大等风疹典型症状者

B. 风疹疑似病例中血标本检测示风疹 IgM 抗体阳性者

C. 从标本中分离到风疹病毒的风疹疑似病例

D. 从标本中未检测到风疹病毒基因的风疹疑似病例

29. 集体单位发生风疹疫情后应采取以下哪几项措施？（　　　　）

A. 接触后要及时洗手

B. 可以进行集体活动

C. 易感者须及时接种含风疹成分疫苗

D. 负责现场流行病学调查、采样和医疗救治的工作人员要加强个人防护

三、填空题

1. 麻疹的主要传染源是＿＿＿＿＿＿＿。

2. ＿＿＿＿＿＿＿是早期诊断麻疹的特征性体征。

3. 麻疹的基本传染数为＿＿＿＿＿＿～＿＿＿＿＿＿。

4. 预防麻疹最有效的措施是＿＿＿＿＿＿＿＿＿＿＿＿＿＿＿。

5. 我国在 2009—2018 年报告的麻疹病例病毒基因型 95％以上为＿＿＿＿＿。

6. 《四川省麻疹监测方案（2014 年版）》规定血标本应在采集后＿＿＿＿＿天内送达本地区麻疹风疹网络实验室。

7. 关于麻疹监测系统敏感性指标，《四川省麻疹监测方案（2014 年版）》规定：以市（州）为单位，排除麻疹风疹病例报告发病率应达到＿＿＿＿＿万以上。

8. 开展麻疹暴发疫情现场调查时，应回顾搜索调查疫情所在地及周边地区近期所有的麻疹疑似病例，搜索时间范围应为从首例病例发病日向前推＿＿＿＿＿个最长潜伏期。

9. 开展麻疹病例个案调查时，对首例病例和指示病例要重点调查其发病前＿＿＿＿＿天及传染期的活动情况、接触人群，了解可疑的暴露因素、与续发病例间的流行病学关联等流行病学信息。

10. 为控制麻疹疫情，应急接种应尽快开展，越早开展越有效。对密切接触者的接种尽量在暴露后＿＿＿＿＿内完成。

11. 《中华人民共和国传染病防治法》规定，风疹是_____传染病。

12. 《全国麻疹监测方案》规定，风疹疑似病例由报告单位所在地的_____负责组织开展流行病学个案调查。

13. 负责风疹疑似病例调查的专业人员应在接到报告后_____内完成流行病学个案调查。

14. 风疹疑似病例流行病学个案调查信息应于调查完成后_____内录入麻疹监测信息报告管理系统。

15. 根据流行病学信息和实验室检测结果，县级疾控机构应按照风疹监测病例分类标准进行最终分类，原则上应在病例报告后_____内完成。

16. 风疹暴发疫情完成调查处置后，应于_____内填写风疹暴发疫情信息汇总表，同时上传调查报告。

17. 风疹为_____引起的急性传染病，经_____等传播，临床表现以_____、_____、_____等为特点。

18. 风疹传染源为_____、_____及_____。

19. 风疹所致皮疹为_____。

20. 预防风疹流行最有效可行的措施是_____。

四、简答题

1. 麻疹监测系统的主要评价指标有哪些？要求各是什么？

2. 县级疾控机构在麻疹监测工作中的职责是什么？

3. 按照《全国麻疹监测方案》要求，监测病例定义是什么？

4. 开展麻疹/风疹病例调查，哪些变量不得出现空缺或不准确？

5. 现阶段麻疹暴发疫情的定义是什么？

6. 在麻疹/风疹监测工作中，合格的病原学标本的基本要求是什么？

7. 在麻疹/风疹监测工作中，合格的血标本的基本要求是什么？

8. 在麻疹暴发疫情控制时，有哪些免疫措施？请分别阐述。

第三章　乙型病毒性肝炎

培训目标

1. 各级疾控机构专业技术人员需掌握乙型病毒性肝炎（以下简称乙肝）传染源、传播途径、易感人群及流行概况，以及监测工作的相关要求及方法。

2. 预防接种门诊专业技术人员需了解乙肝相关知识，并能运用于预防接种咨询。

培训要点

1. 乙肝的传染源、传播途径、易感人群及流行概况，预防策略及措施。

2. 乙肝监测工作相关要求及方法。

第一节　基础理论

乙肝（viral hepatitis B）是由乙肝病毒（hepatitis B virus，HBV）感染引起，以肝损害为主的传染病，在我国属于法定乙类传染病。HBV 感染是肝硬化和肝癌等慢性肝病的主要病因。

一、病原学

（一）形态及生物学特性

HBV 属嗜肝 DNA 病毒科正嗜肝 DNA 病毒属，可感染人类及灵长类动物。在电子显微镜下可观察到 HBV 的三种形式的颗粒，分别是直径 42nm 的大球颗粒、直径 22nm 的小球颗粒及直径 22nm、长 100～1000nm 的丝状或核状颗粒。第一种是 HBV 的完整形态，内含乙肝表面抗原（hepatitis B surface antigen，HBsAg）、糖蛋白、环状双股 DNA、DNA 聚合酶，具有感染性；后两种为 HBsAg 形成的空心颗粒，不具有感染性。

HBV 在体外抵抗力很强，对热、低温、干燥、紫外线及一般浓度消毒剂均耐受，但 65℃ 10 小时、100℃ 干烤 1 小时、100℃ 直接煮沸 10 分钟或 121℃ 高压 20 分钟可以将其灭活，0.2% 苯扎溴铵（新洁尔灭）、0.5% 过氧乙酸、含氯制剂、环氧乙烷、戊二醛和碘伏也可将其灭活。

（二）病原学检测

HBV 感染后的不同时期，人体血清中会相应出现 HBsAg、乙肝表面抗体（抗－HBs）、乙肝 e 抗原（HBeAg）、乙肝 e 抗体（抗－HBe）及乙肝核心抗体（抗－HBc）血清学标志物，病毒复制状态下可在血液中检出 HBV 的 DNA。

血清中检出 HBsAg 提示存在 HBV 感染。抗－HBs 是一种保护性抗体，表示对 HBV 有免疫力，在乙肝恢复期、既往感染及接种乙肝疫苗后出现，若抗－HBs <10mIU/mL，则表示该抗体对 HBV 无免疫力。血清中检出抗－HBc IgM，表示为感染早期（表 3－1－1）。

表 3-1-1 乙肝"两对半"报告单解读

HBsAg	抗-HBs	HBeAg	抗-HBe	抗-HBc	临床意义
+	-	+	-	+	俗称"大三阳",提示病毒复制活跃,传染性强
+	-	-	+	+	俗称"小三阳",一般提示病毒复制降低,传染性降低;但对于 HBeAg 阴性乙肝,病毒复制依然活跃,传染性强
-	+	-	-	+	HBV 感染后痊愈,且具有免疫力
-	+	-	-	-	乙肝疫苗注射后,已成功产生免疫力
+	-	-	-	+	病毒复制低下,传染性强
-	+	-	+	+	乙肝恢复期,传染性很低或无传染性
-	-	-	-	+	乙肝痊愈,无传染性或传染性极低。对乙肝免疫力不确定

二、流行病学

(一)传染源

急性、慢性乙肝患者及 HBV 携带者均是乙肝的主要传染源,传染性与血液、体液中 HBV DNA 含量呈正相关性。

急性乙肝患者在潜伏期末和急性期血液中 HBV DNA 浓度较高,具有传染性。慢性乙肝患者病情隐匿,HBV 携带者数量多、活动不受限,因此,慢性乙肝患者和 HBV 携带者带毒时间长,传播风险高。

(二)传播途径

HBV 主要的传播途径是母婴、血液及性接触,不会通过食物、空气、水传播。在我国实施新生儿乙肝疫苗免疫规划后,母婴传播已大幅度减少。

母婴传播也称垂直传播,是乙肝在家族中代代相传的主要原因。母婴传播包括宫内传播(产前期传播)、围产期传播(产程中传播、分娩期传播)和分娩后传播(产后传播)。围产期传播是主要的母婴传播方式,产儿因皮肤或黏膜破损后接触 HBV 阳性母亲的血液、羊水、阴道分泌物而被感染。经精子或卵细胞传播给胎儿的可能性未被证实。乙肝患者或 HBV 携带者的血液、精液、阴道分泌物等液体中均有 HBV 病毒颗粒,具有传染性。与 HBV 阳性者无防护性接触,感染 HBV 的风险增加。日常生活接触中若无血液接触,一般不会感染 HBV。

（三）易感人群

人群普遍易感，在感染 HBV 后人群可获得一定程度的免疫力。但感染 HBV 后个体反应差异较大，与年龄、性别、机体免疫和营养状况等有关。医务人员、输血者、接受器官移植者、血液透析者、免疫力低下者、HBsAg 阳性母亲所生婴儿、HBV 感染者的家人和性伴侣、静脉注射吸毒者、同性恋和性工作者都是乙肝的高危人群，高危人群可进行抗－HBs 监测，抗－HBs＜10mIU/mL 时可进行加强免疫。

（四）流行特点

据 WHO 报道，截至 2019 年全球约有 2.96 亿慢性乙肝患者，估计每年另有150 万新发感染。WHO 划分的西太平洋地区和非洲地区乙肝负担最高，分别有慢性 HBV 感染者 1.16 亿人和 8100 万人，东地中海地区有 6000 万人感染，东南亚地区有 1800 万人感染，欧洲地区有 1400 万人感染，美洲地区有 500 万人感染。

据中国疾病预防控制中心免疫规划中心推算，我国现有慢性 HBV 感染者约8600 万人，HBsAg 流行率为 5％～7％，婴幼儿、儿童和成年人感染情况同时存在。我国在实行了加强乙肝疫苗接种、献血筛查、安全注射和乙肝监测后，从乙肝高流行区逐渐进入中流行区，其中儿童 HBV 感染率下降明显。

三、临床表现

（一）急性乙肝

HBV 感染后潜伏期较长，为 45～160 天，平均 120 天。人体血清中可检出HBsAg，抗－HBc IgM 在 1：1000 以上，同时具有肝病体征和肝生化异常。

（二）慢性 HBV 感染

HBsAg 或（和）HBV DNA 阳性超过 6 个月，考虑慢性 HBV 感染。慢性HBV 感染可分为慢性乙肝、乙肝肝硬化、乙肝肝癌、慢性 HBV 携带状态和非活动性 HBsAg 携带状态。

第二节　监测工作

乙肝监测工作主要参考《中国疾病预防控制中心关于印发 2021 年中央补助地方重大公共卫生项目免疫规划子项目技术方案的通知》《四川省乙型病毒性肝炎监测项目实施方案》和《四川省疾控中心关于加强乙型病毒性肝炎检测项目工作要求的通知》。日常监测工作主要包括病例分类诊断及报告、抗－HBc IgM 1∶1000 检测、病例订正报告和流行病学个案调查四个方面。

乙肝监测作为项目工作在四川省部分地区试点开展，以下内容均为试点项目地区的工作要点内容，非试点项目地区可以参考试点项目地区开展乙肝监测工作。

一、乙肝监测项目的目标

（1）提高乙肝病例分类诊断的准确性。
（2）了解监测地区急性乙肝发病情况。
（3）明确急性乙肝发病的危险因素。

二、乙肝病例分类诊断及报告

（一）监测对象

监测地区内，通过传染病网络直报系统上报的所有乙肝病例。

（二）病例报告及信息收集

临床医师对辖区内报告的所有监测对象按照《乙型病毒性肝炎诊断标准》（WS 299—2008）进行诊断，并按照《中华人民共和国传染病防治法》等规定，对所有监测病例通过中国疾病预防控制信息系统上报（工作流程见图 3－2－1），填写传染病报告卡，同时在法定传染病报告卡的"附卡"内填写相应的核心信息。

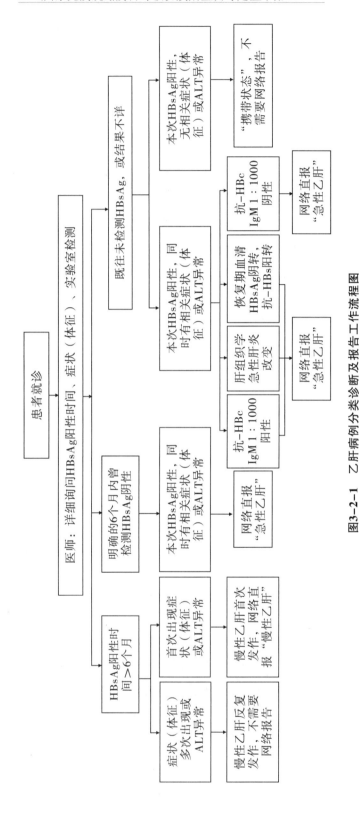

图3-2-1 乙肝病例分类诊断及报告工作流程图

注：ALT, alanine aminotransferase, 谷丙转氨酶。

三、抗-HBc IgM 1∶1000 检测

（1）所有乙肝报告病例均由报告医疗机构采血并开展 ALT 检测。只有 HBsAg 既往结果不详或未测的患者才需要采血进一步区分急性和慢性，HBsAg 阳性＞6 个月、明确 6 个月内阴性和携带者可以不采血。

（2）所有医疗机构对未能明确诊断为慢性乙肝的病例开展抗-HBc IgM 1∶1000 检测。标本检测后，血清冻存（约 1.0mL），同时填写"标本采样、检测登记表"的相应内容，送至县级疾控机构，待复核检测。

（3）不具备开展抗-HBc IgM 1∶1000 检测条件的医疗机构，应承担病例血标本采集工作，由县级疾控机构统一开展抗-HBc IgM 1∶1000 检测。

（4）县级疾控机构每 2 个月将收集的血标本送至省级疾控机构，单月 15 日前送达。

（5）报告医疗机构在收到抗-HBc IgM 1∶1000 检测结果后，应在 3 天内完成中国疾病预防控制信息系统的乙肝病例报告卡的订正工作，并将检测结果的相关数据补充至"附卡"栏内，并订正报告病例的急性、慢性分类。

四、病例订正报告

（1）各试点项目地区市级和县级疾控机构的乙肝监测人员应每季度对期间报告的乙肝个案数据导出进行审核，发现问题要及时进行订正，并在订正工作完成后，及时向省级监测人员反馈当季各项监测指标的完成情况；次年 1 月各试点项目地区疾控机构的乙肝监测人员应对全年报告的个案数据再次进行全面清理和核查工作，并在信息系统数据库关闭前及时进行查漏补缺，确保各项监测指标达到项目要求。

（2）各试点项目地区市级和县级疾控机构的乙肝监测人员在审核乙肝病例报告卡时，要仔细查看是否有需要订正和补充的内容，主要包括：

①仔细查看"病例分类 2"项是否填报有"未分类"，如有，应尽快核实病例不能分类诊断的原因，订正为"急性"或"慢性"，提高分类诊断的准确性。

②仔细查看"附卡"6 项核心信息（"HBsAg 阳性时间""首次出现乙肝症状和体征的时间""本次 ALT""抗-HBc IgM 1∶1000 检测结果""肝穿检测结果""恢复期血清 HBsAg 阴转，抗-HBs 阳转"）是否填写完整，如有漏填项，应在 3 天内补充完整。

③对于"HBsAg 阳性时间"项填写为"6 个月内由阴性转为阳性"或"既往

未检测或结果不详"的报告卡，仔细查看"抗－HBc IgM 1：1000 检测结果"项是否有检测结果（"阳性"或"阴性"），如果是已检测但还没有订正的报告卡，应在收到检测结果后 3 天内将结果填上，并订正报告病例的急性、慢性分类；如果没有进行检测，应尽快找出未检测的原因，立即整改以免再次出现应检未检的情况。

④"病例分类 2"项填写为"急性"的病例，仔细查看是否完成流行病学调查，如果未完成请尽快完成，并将结果录入数据库。

⑤仔细查看各项数据之间是否存在明显逻辑错误（如 ALT 检测值为正常等），如有应及时核对并订正。

五、急性乙肝病例流行病学个案调查

（一）调查对象

试点项目地区县级疾控机构对本辖区医疗机构报告的、现住址为本辖区的、未能明确诊断为慢性乙肝的所有乙肝病例，均开展流行病学调查。

（二）组织实施

调查工作由试点项目地区县级疾控机构负责组织实施，辖区内各级医疗机构及其他有关单位积极协助，按照统一的个案调查表进行调查。

（三）录入及上报

完成个案调查后，县级疾控机构应在 3 天内完成数据录入，并于每月 20 日前将上月数据上报至省级疾控机构。省级疾控机构将各监测点数据进行审核、汇总。

六、乙肝监测评价指标

（一）指标

1. 传染病报告卡"附卡"信息填写完成率

计算公式：

$$传染病报告卡"附卡"信息填写完成率 = \frac{填写完成的病例数}{所有报告病例数} \times 100\%$$

2．ALT 检测率

计算公式：

$$ALT\ 检测率=\frac{检测\ ALT\ 的病例数}{所有报告病例数}\times100\%$$

3．抗－HBc IgM 1：1000 检测率

计算公式：

$$抗－HBc\ IgM\ 1：1000\ 检测率=\frac{检测抗－HBc\ IgM\ 1：1000\ 的病例数}{未能明确诊断为慢性乙肝的病例数}\times100\%$$

4．流行病学调查率

计算公式：

$$流行病学调查率=\frac{急性乙肝病例流行病学调查病例数}{所有急性乙肝病例数}\times100\%$$

（二）监测评价指标要求

1．传染病报告卡"附卡"信息填写完成率

承担监测工作的医疗机构，传染病网络直报系统乙肝病例报告卡"附卡"信息填写完成率≥90％。

2．ALT 检测率

试点项目地区内的医疗机构，报告乙肝病例的 ALT 检测率达到100％。

3．抗－HBc IgM 1：1000 检测率

未能明确诊断为慢性乙肝的病例的抗－HBc IgM 1：1000 检测率≥90％。

4．流行病学调查率

急性乙肝病例个案流行病学调查率≥80％。

第三节　重点人群的乙肝疫苗接种

建议具有 HBV 感染高风险的人群接种乙肝疫苗，该类人群包括糖尿病患者、出生体重＜2000g 的婴儿、母亲 HBsAg 阳性的儿童、慢性肾衰竭的患者、HIV 阳

性和其他免疫功能低下者、医务人员和其他有职业暴露风险的群体、器官移植接受者、慢性肝病患者、静脉注射吸毒者、与慢性 HBV 感染者有接触的家庭成员和性接触者、男男性行为者、经常旅游的人员等。妊娠不是接种乙肝疫苗的禁忌证。

一、出生体重<2000g 的婴儿

低出生体重的新生儿在生命体征平稳后尽早接种第 1 剂乙肝疫苗，因其与足月儿和正常出生体重婴儿相比，对出生时接种的首针疫苗不能产生很好的免疫反应，所以应在 1 月龄、2 月龄和 7 月龄时再按照程序完成 3 剂次疫苗接种。

二、母亲 HBsAg 阳性的婴儿

母亲 HBsAg 阳性的婴儿在出生后 12 小时内尽早接种乙肝疫苗，并在不同部位注射 100IU 的乙肝免疫球蛋白（hepatitis B immunoglobulin，HBIg）。在接种完成最后一剂次乙肝疫苗后的 1～2 个月检测 HBsAg 和抗－HBs，若 HBsAg 阴性、抗－HBs 阴性或<10mIU/mL，可再按程序接种 3 剂次乙肝疫苗。

三、免疫功能低下或缺陷者

HIV 阳性、慢性肾衰竭患者、慢性肝病患者、腹腔病患者、糖尿病患者，疫苗接种后的免疫反应往往可能会降低，可选择注射标准剂量的 3 倍剂量（60μg）的疫苗以提高其免疫反应，也可选择含有磷酸铝和单磷酸类酯佐剂的疫苗。

四、医务人员和其他有职业暴露风险的群体

HBV 感染是此类人群常见的职业风险，乙肝疫苗接种应在职业暴露前完成。若医疗操作中接触到含有 HBV 的标本，应立即冲洗、彻底消毒，尽快注射 HBIg，同时应预防其他患者接触污染的环境而被感染。

五、其他重点人群

其他无特殊情况的重点人群，可采用标准剂量（20μg）的疫苗，按照"0 月、1 月、6 月"的接种程序完成乙肝疫苗的接种。

六、免疫前后抗体检测

不建议常规进行免疫前后抗体检测。部分人群可考虑进行抗体检测，包括医务人员和其他有职业暴露风险的群体、母亲 HBsAg 阳性的婴儿、长期血液透析者、HIV 阳性和其他免疫功能低下者、HBsAg 阳性者的性伴侣或共用针头的人。在完成第 3 剂次接种后 1~2 个月进行定量检测，HBsAg 阴性且抗－HBs>10mIU/mL，为免疫成功。

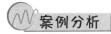

乙肝病例分类报告

某医院消化内科一个医师一天接诊了 4 位门诊患者：

患者 A：因消化不良、脘腹胀痛就诊，自述 2 个月前曾出现厌油、肤黄的症状。该医师问诊了解病史并查体后，开了乙肝"两对半"检查单、肝生化检查单、B 超检查单。几天后实验室结果显示 HBsAg 阳性，ALT、谷草转氨酶（aspartate aminotransferase，AST）及血清胆红素升高，B 超显示肝无异常。该医师诊断该患者为"急性乙肝?"采集患者血清检测抗－HBc IgM 1：1000，并填写传染病报告卡。

患者 B：因低热、厌食厌油、皮肤黄疸就诊。该医师问诊了解病史并查体后，从医院信息系统中查看了该患者病历，发现该患者曾因慢性乙肝住院治疗。该医师开了肝生化检查单、B 超检查单。几天后实验室结果显示 ALT、AST 及血清胆红素升高，血浆白蛋白降低和球蛋白升高，B 超显示肝有占位性病变。该医师诊断该患者为"慢性乙肝，肝硬化"，并填写传染病报告卡。

患者 C：因在工作单位的常规体检中发现乙肝"两对半"异常而就诊。该医师问诊了解病史并查体后，开了乙肝"两对半"检查单、肝生化检查单、B 超检查单。几天后实验室结果显示 HBsAg 阳性，ALT 及 AST 正常，B 超显示肝无异常。该医师诊断该患者为"乙肝，携带状态"，采集患者血清检测抗－HBc IgM 1：1000，并填写传染病报告卡。

患者 D：因皮肤出现放射状红点，网络问诊医师，被告知是"蜘蛛痣"，建议挂号消化内科问诊治疗。该医师问诊了解病史并查体后，开了乙肝"两对半"检查单、肝生化检查单、B超检查单。几天后实验室结果显示 HBsAg 阳性，ALT、AST 及血清胆红素升高，血浆白蛋白降低和球蛋白升高，B超显示肝有占位性病变。该医师诊断该患者为"慢性乙肝，肝硬化"，并填写传染病报告卡。

【思考一】针对这4位患者，当地县级疾控机构应做什么？

1. 县级疾控机构接收医院送来的患者 A 和患者 C 的血清，应为 4 份血清（每位患者 2 份），一份用于县级疾控机构复核检测抗－HBc IgM 1：1000，一份由县级疾控机构送至省级疾控机构，用于复核患者的 HBsAg 和抗－HBc IgM 1：1000，应放于－20℃冰箱保存。县级疾控机构每 2 个月将收集到的血清送至省级疾控机构。县级疾控机构将患者 A 和患者 C 的复核结果返回给送检医院，并敦促送检医院在 3 天内完成传染病网络直报系统的乙肝病例报告卡的订正工作，并将检测结果的相关数据补充至"附卡"栏内，并订正报告病例的急性、慢性分类。

2. 如患者 A 和患者 C 抗－HBc IgM 1：1000 为阳性，则还需对两位患者开展急性乙肝病例流行病学个案调查。

3. 患者 B 为慢性乙肝反复发作，县级疾控机构乙肝监测人员查询传染病网络直报系统中是否有该患者的报告卡，若为重复报卡，将最新的传染病报告卡删除。

4. 患者 C 被诊断为"乙肝，携带状态"，此类情况不需要进行网络直报，县级疾控机构乙肝监测人员应将该报告卡删除。

【思考二】在日常乙肝监测工作中，县级疾控机构还应做什么？

根据《四川省疾控中心关于加强乙型病毒性肝炎检测项目工作要求的通知》，县级疾控机构还需做如下事情：

1. 每季度对期间报告的乙肝个案数据导出进行审核，次年 1 月对全年报告的个案数据再次进行全面清理和核查，发现问题及时订正，完成订正工作后，向省级监测人员反馈信息。

2. 在审核个案时，应注意"病例分类 2"项不能填报为"未分类"，"附卡"6 项核心信息填写完整，急性乙肝病例要进行流行病学调查，订正各项数据间的逻辑错误，"HBsAg 阳性时间"为"6 个月内由阴性转为阳性"或"既往未检测或结果不详"的要开展抗－HBc IgM 1：1000 检测，并根据其检测结果进行订正。

练习题

一、单选题

1. HBsAg（＋），HBeAg（＋），关于此乙肝患者，以下哪项说法正确？（　　　）

    A. 获得了免疫力   B. 无传染性

    C. 有传染性   D. 乙肝恢复期

2. 以下哪一项 HBV 血清标志物阳性反映乙肝传染性强？（　　　）

    A. HBeAg   B. HBsAg

    C. 抗－HBe   D. 抗－HBs

3. 以下哪个指标是 HBV 新近感染的标志？（　　　）

    A. 抗－HBs   B. 抗－HBc IgM

    C. 抗－HBe   D. 抗－HBc IgG

4. 以下哪项不是 HBV 的传播途径？（　　　）

    A. 血液（如不安全注射等）   B. 母婴

    C. 性接触   D. 消化道

5. 关于我国乙肝流行强度的说法，以下哪项是正确的？（　　　）

    A. 我国目前仍为乙肝高流行区

    B. 我国既往是乙肝高流行区，目前已逐渐进入中流行区

    C. 我国既往是乙肝中流行区，目前已逐渐进入低流行区

    D. 我国一直为乙肝低流行区

6. 急性乙肝的潜伏期为多久？（　　　）

    A. 1~4 个月（平均 2 个月）   B. 45~160 天（平均 120 天）

    C. 3~6 个月（平均 4 个月）   D. 4~7 个月（平均 6 个月）

7. 接种乙肝疫苗后，以下哪项是获得免疫力的指标？（　　　）

    A. HBcAg   B. 抗－HBs

    C. HBsAg   D. 抗－HBc

8. 高危人群可进行抗－HBs 监测，如抗－HBs 监测结果为以下哪项，可给予加强免疫？（　　　）

    A. <10mIU/mL   B. <100mIU/mL

C. <50mIU/mL　　　　　　　　　　D. <20mIU/mL

9. 阻断母婴乙肝传播的有效方法是以下哪项？（　　　　）

　A. 新生儿出生后接种乙肝免疫球蛋白

　B. 新生儿出生后 12 小时内接种乙肝疫苗和乙肝免疫球蛋白

　C. 分娩方式选择剖宫产

　D. 禁止母乳喂养

10. 医疗机构在发现乙肝病例后，如已知该病例曾经做出诊断并被报告过，以下哪项是正确的做法？（　　　　）

　A. 需每年报告 1 次　　　　　　　　B. 超过半年需再次报告

　C. 超过 3 个月需再次报告　　　　　D. 登记但不需网络报告

11. 乙肝病例分类报告中需要采血检测抗－HBc IgM 1∶1000 的情况是什么？（　　　　）

　A. 既往未检测 HBsAg 或结果不详，本次 HBsAg 阳性，无相关症状（体征）或 ALT 异常

　B. 既往未检测 HBsAg 或结果不详，本次 HBsAg 阳性，同时有相关症状（体征）或 ALT 异常

　C. 明确 6 个月内曾检测 HBsAg 阴性，本次 HBsAg 阳性，同时有相关症状（体征）或 ALT 异常

　D. 既往未检测 HBsAg 或结果不详，本次 HBsAg 阳性，同时有相关症状（体征）或 ALT 异常，肝组织学急性肝炎改变

12. 哪些情况下不需要网络直报？（　　　　）

　A. 既往未检测 HBsAg 或结果不详，本次 HBsAg 阳性，无相关症状（体征）或 ALT 异常

　B. 既往未检测 HBsAg 或结果不详，本次 HBsAg 阳性，同时有相关症状（体征）或 ALT 异常

　C. 明确 6 个月内曾检测 HBsAg 阴性，本次 HBsAg 阳性，同时有相关症状（体征）或 ALT 异常

　D. 既往未检测 HBsAg 或结果不详，本次 HBsAg 阳性，同时有相关症状（体征）或 ALT 异常，肝组织学急性肝炎改变

13. 县级疾控机构应在收到血标本后多少天内完成抗－HBc IgM 1∶1000 检测工作？（　　　　）

　A. 7 天　　　　　B. 8 天　　　　　C. 9 天　　　　　D. 10 天

14. 各试点项目地区疾控机构的乙肝监测人员应多久对期间报告的乙肝个案数

据进行一次订正？（　　　）
  A. 每月   B. 每季度   C. 半年   D. 每年

15. 急性乙肝需要检测什么血清学指标？（　　　）
  A. 抗－HBc IgM 1∶1000   B. 抗－HBs IgM 1∶1000
  C. 抗－HBc IgG 1∶1000   D. 抗－HBs IgG 1∶1000

16. 慢性乙肝 HBsAg 阳性时间超过几个月？（　　　）
  A. 3 个月   B. 4 个月   C. 5 个月   D. 6 个月

17. 乙肝患者或病毒携带者的什么当中有 HBV？（　　　）
  A. 口水   B. 血液   C. 眼泪   D. 粪便

18. 既往未感染 HBV 者接种乙肝疫苗后，会出现什么血清学指标阳性？
  （　　　）
  A. 抗－HBs   B. 抗－HBc
  C. 抗－HBs 和 HBsAg   D. 抗－HBs 和抗－HBc

19. 患者既往未检测 HBsAg 或结果不详，本次就诊 HBsAg 阳性，无相关症
  状（体征），且 ALT 正常，应该怎么报告？（　　　）
  A. 携带状态，不需要报告
  B. 慢性乙肝反复发作，不需要报告
  C. 网络直报为"急性乙肝"
  D. 网络直报为"慢性乙肝"

20. 患者既往未检测 HBsAg 或结果不详，本次就诊 HBsAg 阳性，有相关症
  状（体征）或 ALT 异常，抗－HBc IgM 1∶1000 阳性，应该怎么报告？
  （　　　）
  A. 携带状态，不需要报告
  B. 慢性乙肝反复发作，不需要报告
  C. 网络直报为"急性乙肝"
  D. 网络直报为"慢性乙肝"

21. 患者明确 6 个月内曾检出 HBsAg 阴性，本次就诊 HBsAg 阳性，同时有
  相关症状（体征）或 ALT 异常，应该怎么报告？（　　　）
  A. 携带状态，不需要报告
  B. 慢性乙肝反复发作，不需要报告
  C. 网络直报为"急性乙肝"
  D. 网络直报为"慢性乙肝"

22. 患者 HBsAg 阳性时间超过 6 个月，同时相关症状（体征）或 ALT 异常

多次出现，应该怎么报告？（　　　　）

    A. 携带状态，不需要报告

    B. 慢性乙肝反复发作，不需要报告

    C. 网络直报为"急性乙肝"

    D. 网络直报为"慢性乙肝"

23. 患者 HBsAg 阳性时间超过 6 个月，同时相关症状（体征）或 ALT 首次出现，应该怎么报告？（　　　　）

    A. 携带状态，不需要报告

    B. 慢性乙肝反复发作，不需要报告

    C. 网络直报为"急性乙肝"

    D. 网络直报为"慢性乙肝"

24. 下列哪项表述是正确的？（　　　　）

    A. 乙肝日常监测工作主要包括病例分类诊断及报告、抗－HBc IgM 1：1000 检测和病例订正报告三个方面

    B. 只有 HBsAg 既往结果不详或未测的患者才需要采血检测抗－HBc IgM

    C. 急性乙肝流行病学个案调查对象为未能明确诊断为慢性乙肝的所有病例

    D. 病毒携带者对乙肝传播的意义不是很大

25. 乙肝"两对半"检测的血清学指标是什么？（　　　　）

    A. HBsAg 与抗－HBs、HBeAg 与抗－HBe、抗－HBc

    B. HBsAg 与抗－HBs、HBeAg 与抗－HBe、HBcAg

    C. HBsAg 与抗－HBs、HBeAg 与抗－HBe、HBV DNA

    D. HBsAg 与抗－HBs、HBeAg 与抗－HBe、cccDNA

26. 母亲 HBsAg 阳性、出生体重<2000g 的婴儿应在出生后多久内接种乙肝疫苗？（　　　　）

    A. 12 小时   B. 18 小时

    C. 20 小时   D. 24 小时

27. 出生体重<2000g 的婴儿应至少接种几针乙肝疫苗？（　　　　）

    A. 6   B. 5   C. 4   D. 3

二、多选题

1. 既往未感染 HBV 者接种乙肝疫苗后，不会出现以下哪些情况？（　　　　）

    A. 抗－HBs 阳性   B. 抗－HBc 阳性

  C. 抗－HBs 和 HBsAg 阳性   D. 抗－HBs 和抗－HBc 阳性

2. 以下哪些不是乙肝的传染源？（　　　　）

  A. 乙肝患者   B. HBV 携带者

  C. 乙肝疫苗免疫空白人群   D. 乙肝患者的密切接触者

3. 为避免传播 HBV，HBV 感染者下列做法哪些是正确的？（　　　　）

  A. 不献血和作为器官移植的供体

  B. 与家人分餐

  C. 尽快接种乙肝免疫球蛋白

  D. 有伤口应包扎

4. 我国乙肝防治采用以下哪些措施？（　　　　）

  A. 加强乙肝疫苗预防接种

  B. 实行献血员筛查

  C. 实行安全注射，规范诊疗服务行为

  D. 建立健全乙肝监测系统

5. 以下哪些是 HBV 的传播途径？（　　　　）

  A. 血液传播（如不安全注射等） B. 母婴传播

  C. 性接触传播   D. 消化道传播

6. 乙肝监测项目的目标是什么？（　　　　）

  A. 提高乙肝病例分类诊断的准确性

  B. 了解监测地区急性乙肝发病情况

  C. 明确急性乙肝发病的危险因素

  D. 了解监测地区慢性乙肝发病情况

7. 哪些情况下应该网络直报为"急性乙肝"？（　　　　）

  A. 既往未检测 HBsAg 或结果不详，本次 HBsAg 阳性，无相关症状（体征）或 ALT 异常

  B. 既往未检测 HBsAg 或结果不详，本次 HBsAg 阳性，同时有相关症状（体征）或 ALT 异常，抗－HBc IgM 1∶1000 阳性

  C. 明确 6 个月内曾检测 HBsAg 阴性，本次 HBsAg 阳性，同时有相关症状（体征）或 ALT 异常

  D. 既往未检测 HBsAg 或结果不详，本次 HBsAg 阳性，同时有相关症状（体征）或 ALT 异常，肝组织学急性肝炎改变

8. 哪些情况下应该网络直报为"慢性乙肝"？（　　　　）

  A. 既往未检测 HBsAg 或结果不详，本次 HBsAg 阳性，无相关症状（体

征）或 ALT 异常

B. 既往未检测 HBsAg 或结果不详，本次 HBsAg 阳性，同时有相关症状（体征）或 ALT 异常，抗－HBc IgM 1∶1000 阴性

C. 明确 HBsAg 阳性时间>6 个月，相关症状（体征）多次出现或 ALT 异常

D. 明确 HBsAg 阳性时间>6 个月，首次出现相关症状（体征）或 ALT 异常

9. 哪些情况下不需要网络直报？（   ）

A. 既往未检测 HBsAg 或结果不详，本次 HBsAg 阳性，无相关症状（体征）或 ALT 异常

B. 既往未检测 HBsAg 或结果不详，本次 HBsAg 阳性，同时有相关症状（体征）或 ALT 异常

C. 明确 6 个月内曾检测 HBsAg 阴性，本次 HBsAg 阳性，相关症状（体征）多次出现或 ALT 异常

D. 明确 HBsAg 阳性时间>6 个月，同时多次出现相关症状（体征）或 ALT 异常

10. 乙肝患者或病毒携带者的什么当中有 HBV？（   ）

A. 血液   B. 精液   C. 阴道分泌物   D. 羊水

11. 乙肝的传染源有哪些？（   ）

A. 急性乙肝患者   B. 慢性乙肝患者

C. 慢性 HBV 携带者   D. 乙肝肝癌患者

12. 乙肝的易感人群有哪些？（   ）

A. 儿童   B. 青少年   C. 老年人   B. 成人

13. 乙肝的高危人群有哪些？（   ）

A. 医务人员   B. 输血者

C. 血液透析者   D. 母亲 HBsAg 阳性的婴儿

14. 慢性 HBV 感染有哪些分类？（   ）

A. 乙肝肝硬化   B. 乙肝肝癌

C. 慢性 HBV 携带状态   D. 非活动性 HBsAg 携带状态

15. 乙肝病例分类报告工作中，以下哪项是正确的？（   ）

A. 患者来就诊时，医师首先详细问诊 HBsAg 阳性时间、症状（体征），了解实验室诊断结果

B. 既往未检测 HBsAg 或结果不详，本次结果阳性，无相关症状，且

ALT 正常，不进行网络直报

    C. 患者有 6 个月内 HBsAg 阴性的检测报告，本次结果阳性且有相关症状或 ALT 异常，网络直报为"急性乙肝"

    D. 既往未检测 HBsAg 或结果不详，本次结果阳性，且有相关症状或 ALT 异常，抗－HBc IgM 1∶1000 阴性，网络直报为"慢性乙肝"

16. 以下说法正确的是什么？（　　　　）

    A. 完成乙肝疫苗全程接种后，可以常规进行抗体检测

    B. 免疫低下或缺陷者可选择标准注射剂量 3 倍剂量的疫苗

    C. 孕妇不可接种乙肝疫苗

    D. 母亲 HBsAg 阳性且出生体重<2000g 的婴儿应在出生后 12 小时内尽早接种乙肝疫苗

17. 母亲 HBsAg 阳性的婴儿，应如何接种乙肝疫苗？（　　　　）

    A. 在出生后 12 小时内尽早接种乙肝疫苗

    B. 注射 HBIg

    C. 最后一剂疫苗接种后 1~2 个月检测乙肝两对半

    D. 出生体重<2000g 的婴儿，应在生命体征平稳后接种第一针乙肝疫苗

三、填空题

1. 乙肝的传染源为＿＿＿＿＿＿和＿＿＿＿＿＿。

2. 乙肝表面抗体为＿＿＿＿＿＿，阳性表示对 HBV ＿＿＿＿＿＿免疫力。

3. 乙肝表面抗体＿＿＿＿＿＿性者均为乙肝的易感人群。

4. HBV 的传播途径主要有＿＿＿＿＿＿、＿＿＿＿＿＿和＿＿＿＿＿＿。

5. 《中华人民共和国传染病防治法》规定，乙肝是＿＿＿＿＿＿类传染病。

6. 乙肝监测中不需要网络直报的情况为＿＿＿＿＿＿和＿＿＿＿＿＿。

7. 乙肝监测指标要求是：承担监测工作的医疗机构，传染病网络直报系统乙肝病例报告卡"附卡"信息填写完成率＿＿＿＿＿＿，报告乙肝病例的 ALT 检测率达到＿＿＿＿＿＿，未能明确诊断为慢性乙肝的病例的抗－HBc IgM 1∶1000 检测率＿＿＿＿＿＿，急性乙肝病例个案流行病学调查率＿＿＿＿＿＿。

8. 就诊患者，有明确的 6 个月内 HBsAg 阴性检测结果，本次就诊发现 HBsAg 阳性，同时有相关症状（体征）或 ALT 异常，应网络直报为＿＿＿＿＿＿。

9. 就诊患者既往未检测 HBsAg 或结果不详，本次就诊 HBsAg 阳性，且有相关症状（体征）或 ALT 异常，抗－HBc IgM 1∶1000 阳性，网络直报为＿＿＿＿＿＿。

10. 就诊患者既往未检测 HBsAg 或结果不详，本次就诊 HBsAg 阳性，且有相关症状（体征）或 ALT 异常，抗－HBc IgM 1∶1000 阴性，网络直报为＿＿＿＿＿＿。

11. 就诊患者既往未检测 HBsAg 或结果不详，本次就诊 HBsAg 阳性，且有相关症状（体征）或 ALT 异常，恢复期血清 HBsAg 阴转，抗－HBc 阳转，网络直报为_____。

12. 就诊患者 HBsAg 阳性时间＞6 个月，首次出现症状（体征）或 ALT 异常，网络直报为_____。

13. 就诊患者 HBsAg 阳性时间＞6 个月，症状（体征）多次出现或 ALT 异常，为慢性乙肝反复发作，_____。

14. 就诊患者既往未检测 HBsAg 或结果不详，本次就诊 HBsAg 阳性，无相关症状（体征），且 ALT 正常，"携带状态"，_____。

15. 对 HBV 感染者进行_____、_____隔离措施。

四、简答题

1. 什么是慢性 HBV 感染？慢性 HBV 感染有哪些类型？

2. 如何切断乙肝传播途径？

3. 县级疾控机构在乙肝监测工作中的职责是什么？

4. 乙肝病例分类报告的工作流程是怎样的？

第四章 流行性乙型脑炎

培训目标

1. 各级疾控机构专业技术人员需掌握流行性乙型脑炎（以下简称"乙脑"）传染源、传播途径、易感人群及流行概况，以及监测和疫情处置工作的相关要求。

2. 预防接种门诊专业技术人员需了解乙脑相关知识，并能运用于预防接种咨询。

培训要点

1. 乙脑的传染源、传播途径、易感人群、流行概况及临床表现。

2. 乙脑监测。

3. 乙脑暴发疫情处置。

第一节 基础理论

乙脑（epidemic encephalitis type B）因首先发现于日本，故又称日本脑炎（Japanese encephalitis），是一种乙脑病毒（Japanese encephalitis virus，JEV）感染所致的疾病，在我国属于法定乙类传染病。

一、病原学

乙脑病毒是具有包膜的单股正链 RNA 病毒，呈球形，系黄病毒科黄病毒属，有且仅有 1 个血清型，但由于该病毒 E 蛋白基因序列的差异，其可分为 I～V 5 个不同的基因型，它们具有相似的毒力和宿主嗜性。宿主被携带乙脑病毒的蚊虫叮咬后，病毒首先在宿主局部或区域淋巴结内完成复制，随后可通过血液侵入宿主中枢神经系统，引起相应的临床症状。

乙脑病毒在自然环境下生存能力较弱，37℃环境下可生存 2 天，56～60℃ 30分钟或 100℃ 2 分钟即可被完全灭活，对乙醇、乙醚、碘酊及氯仿等常用消毒剂很敏感。但其对低温和干燥的环境抵抗力较强，在−70℃以下的低温环境可保存 1 年以上，冷冻干燥下的乙脑病毒可在 4℃冰箱中保存数年之久。

二、流行病学

（一）传染源

乙脑是人兽共患的自然疫源性疾病，被乙脑病毒感染的人和动物（包括猪、羊、牛、马等家畜，鸡、鸭、鹅等家禽以及鸟类）均可成为本病的传染源。其中幼猪的自然感染率最高，感染后血液中病毒浓度高，病毒血症期持续时间长。幼猪是乙脑的主要传染源。鸟类也是乙脑的主要传染源，同时也是乙脑病毒的扩增宿主，此外由于鸟类活动范围较广，其也是乙脑病毒可以跨区域传播的可能因素之一。乙脑病毒可在被感染的蚊虫体内增殖，被感染的蚊虫可终生带病毒，并可经卵传代，或携带病毒过冬，因此蚊虫不仅是乙脑的传播媒介，也是乙脑病毒的储存宿主。此外，蝙蝠也是乙脑病毒的储存宿主。

（二）传播途径

感染乙脑病毒的蚊虫叮咬是乙脑传播的主要途径。在大部分亚洲地区乙脑病毒的主要传播媒介为三带喙库蚊，其主要在夏天的水库、池塘、稻田等水体附近滋生，在黄昏或夜间叮咬吸血，造成疾病传播。此外有报道指出，蠓、螨也可能是乙脑的传播媒介。

（三）易感人群

人群普遍易感。感染后绝大多数呈现无症状的隐性感染或症状较轻，仅有极少数发病，大约250个感染者中会出现1个临床症状明显的患者，显性感染和隐性感染之比为1：（300～2000）。主要发病人群以青少年和儿童为主，年龄在15岁以下，其中2～6岁发病率最高。近年来，随着国家免疫预防措施的逐步完善，儿童乙脑发病率逐年下降，但成人乙脑的发病数有所上升。

（四）流行特征

乙脑主要在亚洲和西太平洋地区传播，热带地区全年均可发病；亚热带地区发病主要集中在3—10月；温带地区发病主要集中在5—9月；在我国发病主要集中在7—9月，北方地区发病高峰一般在7月，南方地区发病高峰一般在8月。这主要与当地的气温、降雨量、温湿度和蚊虫繁殖有关。

20世纪50年代至70年代，乙脑在我国流行，发病率最高达到20/10万，病死率25％。随着20世纪70年代乙脑疫苗的广泛使用及灭蚊等卫生防护措施的实施，乙脑的发病率开始逐年下降。中国疾病预防控制中心的统计数据显示，1986年以后我国乙脑的发病率长期维持在1/10万以下，2022年发病率降至0.0104/10万。四川省在20世纪60年代至70年代也曾发生乙脑大流行，20世纪70年代后期随着大范围接种乙脑疫苗，乙脑发病率明显下降，2007年以后四川省乙脑发病率一直保持在1/10万以下，2022年发病率降至0.0215/10万。

三、临床表现

乙脑潜伏期一般为10～14天，最短4天，最长21天。

（一）临床分期

1. 初期

持续 1～3 天，起病急，常无明显前驱症状，体温在 1～2 天内上升至 40℃左右，伴有精神萎靡、头痛、呕吐、嗜睡和食欲缺乏等。部分患者有血压升高、心率减慢、瞳孔大小改变等高颅压表现。

2. 极期

持续 4～10 天，除初期症状加重外，突出表现为脑实质受损症状。持续性高热，多呈稽留热，一般持续 7～10 天，病情越重，发热越高，热程越长；不同程度的意识障碍，严重者可致昏迷；大部分患者会出现持续性的惊厥或局部抽搐，系高热脑实质炎症及脑水肿所致；浅反射减退或消失，深反射亢进后减退或消失；由呼吸中枢炎性病变、脑水肿、高颅压或脑疝等引起的呼吸衰竭（乙脑主要死因），表现为呼吸节律不规则、呼吸表浅，严重者出现双吸气、潮式呼吸、叹息样呼吸、呼吸暂停或者呼吸停止。

3. 恢复期

多于病程的 8～10 天，患者体温开始逐渐下降，神志逐渐清醒，体征好转，但部分患者仍有持续性低热、多汗、失眠、痴呆、失语、流涎、吞咽困难、颜面瘫痪、肢体强直性瘫痪或不自主运动，以及癫痫样发作的表现；一般患者于 2 周左右可完全恢复，但重型患者需 1～6 个月才能逐渐恢复。

4. 后遗症期

部分重型患者在病程 6～12 个月仍留有失语、肢体瘫痪、意识障碍、精神失常及痴呆等后遗症，经积极治疗后可有不同程度的恢复。

（二）临床分型

乙脑流行期间以轻型和普通型多见。

1. 轻型

发热，体温一般在 39℃以下，神志清楚，伴有头痛、呕吐、嗜睡，无抽搐表现，恢复期无症状。约 10 天左右可恢复。

2. 普通型

发热，体温在 39～40℃，伴有剧烈头痛、呕吐、浅昏迷或昏睡，脑膜刺激征明显，偶有局部肌肉抽搐，病程约 14 天，恢复期多无症状或有轻度神经精神症状。

3. 重型

发热，体温持续在 40℃ 以上，伴有剧烈头痛、喷射性呕吐、昏迷、反复或持续性抽搐，无明显的呼吸衰竭症状，病程约 21 天，常有恢复期症状，部分患者留有不同程度后遗症。

4. 危重型（暴发型）

起病急骤，体温于 1~2 天内升至 40℃ 以上，深度昏迷，反复或持续性强烈抽搐，出现中枢性呼吸衰竭及脑疝，如救治不及时，多于 3~5 天内死亡，病死率高，幸存者多有严重后遗症。

第二节　监测工作

本节乙脑监测工作参考《预防接种工作规范（2016 年版）》《全国流行性乙型脑炎监测方案》和《四川省流行性乙型脑炎监测方案》编写。乙脑日常监测工作主要包括病例监测、疫苗接种率监测、实验室监测和媒介及宿主动物监测。

一、病例监测

各级医疗机构或疫情报告人发现监测病例后，应将所有监测病例通过中国疾病预防控制信息系统及时上报，城市 12 小时，农村 24 小时。

（一）监测病例的定义

监测病例按照乙脑诊断标准定义分为疑似病例、临床诊断病例、确诊病例和排除病例四类。

（二）病例调查

县级疾控机构应在接到报告后 48 小时内完成对乙脑病例或疑似病例的调查，内容包括病例基本情况、临床表现、实验室检测结果、疫苗接种史等。调查后及时将乙脑病例个案调查表内基本信息录入数据库，并通过网络上报至中国疾病预防控制中心；对传染病报告卡内容进行核实与订正，使传染病报告卡内容与乙脑病例个案调查表内基本信息一致；发病 6 个月后进行病例随访调查，填写并录入原始个案调查表。原始个案调查表由开展调查的疾控机构保存备查。

（三）主动监测与搜索

各医疗机构在蚊虫叮咬季节（6—9 月），结合 AFP 等免疫规划相关疾病监测，每旬到相关科室（传染病科、内科或神经内科、儿科的门诊及病房，病案室等）开展一次乙脑病例的主动监测；各级疾控机构要定期对医疗机构主动监测工作进行培训和技术指导。

本年度出现乙脑病例的地区，县级疾控机构应对病例所在地医疗机构开展病例主动搜索，必要时开展社区病例主动搜索，并记录搜索情况。

二、疫苗接种率监测

按照《预防接种工作规范（2016 年版）》要求，开展乙脑疫苗接种率监测工作，市级疾控机构应在每月 15 日前审核辖区乙脑疫苗的常规接种报告数据。此外，县级及以上疾控机构应当定期或根据实际工作需要对辖区内儿童的乙脑疫苗接种率进行抽样调查。

三、实验室监测

实验室监测包括病原学监测和免疫水平监测。标本运输和检测工作要严格遵守《病原微生物实验室生物安全管理条例》和《可感染人类的高致病性病原微生物菌（毒）种或样本运输管理规定》的规定。

（一）医疗机构内标本采集和检测

医疗机构发现乙脑病例或疑似病例时，按监测方案要求采集、保存病例脑脊液标本、血标本。

1. 脑脊液标本

发病 1 周内采集 1~2mL 脑脊液，进行病毒培养分离、抗体检测和核酸检测。

2. 血标本

抽取病例全血 2~4mL，进行抗体检测、病毒培养分离、核酸检测。要求在发病 1 周内采集第 1 次血标本，发病 3~4 周后采集第 2 次血标本 2mL。若第 1 次血标本/脑脊液标本经实验室病原学检测阳性或乙脑特异性抗体 IgM 阳性，可不采集第 2 次血标本。

医疗机构每次要采集 2 份脑脊液标本和血标本，其中 1 份供自行检测用，另 1 份供疾控机构检测用。不能进行上述检测的医疗机构只需采集 1 份标本。门诊及病房采集的标本应转送本院检测科或化验室妥善保存，并立即报告辖区县级疾控机构，联系转运标本。脑脊液标本、血标本要求低温（−20℃以下）保存。标本要冷藏运送，同时要符合实验室生物安全和相关运输管理有关要求。

（二）疾控机构标本检测

1. 病例标本检测

县级疾控机构接到医疗机构报告后，24 小时内收集血标本和脑脊液标本并填写标本送检表。血标本送至具备检测能力的县级或市级疾控机构，承担检测工作的疾控机构应在 5 个工作日内完成检测工作；脑脊液标本运送至具备检测能力的市级或省级疾控机构进行检测。承担检测工作的疾控机构应及时将检测结果反馈至送检的疾控机构。

县级疾控机构要及时将收到的检测结果填入个案调查表，录入数据库。同时将结果反馈至送检的医疗机构。

2. 健康人群免疫水平监测

省级疾控机构组织部分地区按照监测方案要求开展人群免疫水平监测，其他有条件地区可自行开展。

四、媒介及宿主动物监测

（一）媒介监测

省级疾控机构根据省内乙脑疫情情况，选择性地开展蚊虫媒介监测、病毒核酸检测和分离工作。其他有条件地区可自行开展。

1. 蚊虫种类、密度及季节消长调查

蚊虫种类、密度、季节消长调查在每年 6—9 月进行，每半月 1 次，每次选择人房、畜房和室外各 3 个点。捕获的蚊虫进行鉴定分类，登记地点、时间、蚊虫种类及数量等。

蚊虫捕捉采用人工小时法及蚊帐法。

（1）人工小时法：在村庄的不同方位选择有代表性的人房、畜房各 3 个点，以电动捕蚊器或吸蚊管进行捕捉,以光照计零点计时,每次捕捉 30 分钟。

蚊虫密度［只／(人工·小时)］＝人工捕获蚊虫总数／(捕蚊人数×捕蚊时间总和)

(2) 蚊帐法:在调查村,距离居民聚集地 500 米以外的不同方向选择 3 个点,每个点挂捕蚊专用蚊帐［顶边每边 2 尺 2 寸(0.73 米),底边每边 4 尺 5 寸(1.50米),高 5 尺(1.67 米)],离地 1 尺(0.33 米),日落后开始观察,人在帐中用捕蚊器连续捕蚊 15 分钟。

蚊虫密度［只／(蚊帐·小时)］＝蚊帐捕获蚊虫总数／(蚊帐数×捕蚊时间总和)

2. 蚊虫带毒水平监测

在 7 月捕获的蚊虫胃血消化完毕后,于－20℃以下低温冷冻处死,鉴定分类,用螺旋管分装,50 只/管,将蚊虫置液氮保存待分离病毒,蚊虫总数在 3000～5000只。实验室检测工作由市级或省级疾控机构完成。

(二)宿主动物(家猪)血清学监测

省级疾控机构根据省内乙脑疫情情况,选择性地开展宿主动物(家猪)血清学监测工作,其他有条件地区可自行开展。

在农家或屠宰场,选择上一年 11 月以后出生、尚未经历乙脑流行期的仔猪 15头作为观察对象,5—7 月每旬采集 1 次猪血清,每个监测点共采集 135 份猪血清。每份血标本采集 4mL,血清分离后于－20℃以下低温保存,及时冷藏运送至市级或省级疾控机构实验室开展抗体检测。

五、监测指标

1. 监测病例报告及时率

计算公式:

$$监测病例报告及时率=\frac{规定时间内报告病例数}{监测报告病例数}\times100\%$$

规定时间内报告病例数是指当地疾控机构审核时间与监测病例报告卡录入时间之差小于规定报告时间的病例数。

2. 确诊病例报告率

计算公式:

$$确诊病例报告率=\frac{监测报告病例数}{监测报告病例数+漏报病例数}\times100\%$$

漏报病例数是指经主动监测搜索发现的乙脑病例数。

3. 监测病例报告后 48 小时内完整调查率

计算公式：

$$监测病例报告后\,48\,小时内完整调查率=\frac{调查病例数}{监测报告病例数}\times100\%$$

调查病例数是指个案调查表录入时间与病例发病或就诊时间之差小于 48 小时的病例数。

4. 病例脑脊液标本或血标本采集率

计算公式：

$$病例脑脊液标本或血标本采集率=\frac{采集标本病例数}{监测报告病例数}\times100\%$$

采集标本病例数是指采集脑脊液标本或血标本并完成检测的病例数。

六、监测指标要求

（1）监测病例报告及时率≥90％；

（2）确诊病例报告率达到 100％；

（3）监测病例报告后 48 小时内完整调查率≥80％；

（4）病例脑脊液标本或血标本采集率≥80％。

第三节　疫情处置

本节疫情处置内容以《四川省突发公共卫生事件应急预案（试行）》为主要依据。

一、突发公共卫生事件

（一）报告

《国家突发公共卫生事件相关信息报告管理工作规范（试行版）》规定，"1 周内，同一乡镇、街道等发生 5 例及以上乙脑病例，或者死亡 1 例及以上时"即可确定为突发公共卫生事件。《国家突发公共卫生事件相关信息报告管理工作规范（试行版）》要求，在"突发公共卫生事件报告管理信息系统"开展乙脑的相关信息报告工作。

（二）事件分级

《卫生应急工作手册》规定，根据突发公共卫生事件性质、危害程度、涉及范围，将乙脑突发公共卫生事件划分为重大（Ⅱ级）、较大（Ⅲ级）和一般（Ⅳ级）三级。

重大突发公共卫生事件（Ⅱ级）：乙脑疫情波及 2 个以上县（市、区），1 周内发病水平超过前 5 年同期平均发病水平 2 倍以上。

较大突发公共卫生事件（Ⅲ级）：1 周内在 1 个县（市、区）行政区域内，乙脑发病水平超过前 5 年同期平均发病水平 1 倍以上。

一般突发公共卫生事件（Ⅳ级）：由县级人民政府卫生行政部门以上认定。

（三）分级响应

地方各级人民政府卫生行政部门依照职责和《国家突发公共卫生事件应急预案》的规定，在本级人民政府统一领导下，负责组织、协调本行政区域内突发公共卫生事件应急处理工作，并根据突发公共卫生事件应急处理工作的实际需要，向本级人民政府提出成立地方突发公共卫生事件应急指挥部的建议。突发公共卫生事件响应模式分为四级，响应级别从高到低次为Ⅰ级、Ⅱ级、Ⅲ级和Ⅳ级，分别由国家级、省级、市级、县级政府组织处置。

二、突发公共卫生事件处置措施

（一）疫情核实

了解病例的发病与就诊经过，主要包括患者的生活环境、临床表现、医疗救治情况、实验室检测等，根据病例的临床表现、实验室检测与流行病学资料进行综合分析，然后做出判断。

（二）病例搜索

开展乙脑疫情现场调查时，应回顾搜索调查疫情所在地及周边地区近期所有的乙脑疑似病例。

1. 搜索病例定义

搜索病例定义包括搜索时间范围、地域范围、人群范围及病例症状体征等要素。为操作方便，搜索时间范围应为从首例病例发病日向前推 2~3 个最长潜伏期。当发现新的首例病例时，应相应地扩大搜索的时间范围，直至首例病例前 1 个最长潜伏期内无疑似病例。

2. 搜索范围及方式

（1）医疗机构：查阅内科（神经内科）、儿科、传染病科等相关科室门诊日志、出入院登记，访谈主管医师；访谈村医或个体医师。

（2）学校（托幼机构）：了解学生或教师缺勤情况及原因，通过晨检及早发现既往和续发病例。

（3）村（社区）：入村（社区）入户与群众访谈搜索病例。

（4）根据当地实际情况了解猪感染情况、蚊媒监测情况，结合病例分布情况划分疫点或疫区。

（三）病例个案调查

由县级疾控机构在接到报告后 48 小时内进行完整流行病学个案调查。调查病例基本情况、发病经过和就诊情况、临床表现、实验室检查、诊断和转归情况、居住地及家庭背景、疫苗接种史、个人暴露史、密切接触者情况等。对新发病例还应重点调查新发病例个体、其家庭及其周围环境。

（四）流行病学特征描述

完成病例搜索和个案调查后，应迅速按照三间（时间、地区、人群）分布等流行病学特征对疫情情况进行描述，确定疫情发生的范围和严重程度，寻找可能的危险因素和事件原因线索等。

（五）传播风险评估

在进行疫情调查的同时，对病例发生地及周边地区开展乙脑疫苗接种率调查，评估当地人群免疫水平；同时了解当地蚊媒密度情况、动物（如猪、牛、马、羊、鸡、鸭、鹅等）特别是猪的感染情况。传播风险评估内容应包括周边基本情况、人群免疫水平、近年来发病曲线、突发公共卫生事件发展趋势等。

（六）疫情控制

1. 控制传染源

乙脑病例应当按照属地化的原则就地隔离治疗，收治医院要向当地疾控机构报告病例的转归情况。要尽早采取规范治疗，避免或减少严重并发症。如因病情严重需要转院治疗，必须采取严密的隔离措施。但乙脑主要的传染源是家畜，尤其是未经过流行季节的幼猪，故应搞好饲养场所的环境卫生，人畜居住地分开。

2. 加强媒介控制，大力开展健康教育活动

大力开展以灭蚊、消灭蚊虫孳生地和环境卫生综合整治为重点的群众性爱国卫生运动，要特别注意牲畜棚（特别是猪圈）等场所的灭蚊，降低蚊虫密度，切断传播途径，减少人群感染机会。广泛开展卫生宣传和健康教育活动，普及预防接种和灭蚊防蚊预防乙脑的知识。教育公众积极采取灭蚊、防蚊措施，提高公众自我防护意识。

3. 开展乙脑疫苗接种率调查及疫苗接种

对事件发生地和周边地区开展人群乙脑疫苗免疫状况快速评估，评估当地人群免疫水平，将评估结果逐级上报。根据疫情流行特征和人群免疫水平，确定应急接种覆盖地区、目标人群、实施时间。应急接种活动应周密组织，认真实施，要加强接种异常反应报告与处理，防止预防接种异常反应的发生。

接种活动实施完毕后，县级疾控机构应将接种疫苗种类、接种对象和范围、接种人数等情况报告同级卫生健康主管部门和上一级疾控机构。

4. 加强医务人员培训，努力提高诊治水平

提高医务人员对乙脑病例的警觉性和诊疗水平，对患者救治要做到早发现、早报告、早诊断、早治疗；同时规范治疗以避免或减少严重并发症，降低病死率和致残率。

5. 加强监测工作

医疗机构发现有高热（39℃以上）、头痛及随之出现一系列脑症状、脑膜刺激征的临床乙脑病例时，应将诊断登记入门诊日志，一旦发现短时间内乙脑病例明显增加应及时报告疾控机构。疾控机构也应主动与医疗机构保持联系，了解临床乙脑病例发病动态。

6. 检查防控措施的落实进展和效果评估

要及时对患者的救治隔离措施、消毒措施、接种措施、巡检监测措施等的实施

情况进行检查，特别是接种措施的进度和接种率，要进行督导评估，以确保各项防控措施取得实效，及时控制疫情。

（七）疫情评估与总结

末例病例后，继续做好乙脑疫情的监测，密切观察，再经过1个最长潜伏期仍无新发患者，本次疫情宣布解除。

负责疫情调查处置的疾控机构应及时撰写调查报告，调查报告可分为初次报告、进展报告和最终报告，根据不同疫情规模和进展情况进行报告。

事件调查所有原始资料应保存在负责疫情调查处置的疾控机构。

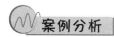 案例分析

案例一 某县2003年乙脑暴发的流行病学分析

一、事情经过

某县位于边远贫困山区，长期经济条件落后，卫生条件较差，受气候影响蚊虫滋生情况严重，18年后再次暴发乙脑疫情。2003年6月7日某市人民医院首次报告该县乙脑疑似病例，至6月30日共报告疑似病例45例，罹患率3.8/10万，死亡6人，病死率13.33%。其中实验室确诊22例，临床确诊23例。

二、流行病学调查

1. 病例分布。

（1）时间分布：首例病例发病时间为2003年5月27日，末例病例为6月25日，历时30天。其中6月发病42例，占93.33%；发病高峰在6月上中旬，上旬占比53.33%，中旬占比35.56%。

（2）地区分布：病例分布于全县22个镇43个村（占乡镇总数的73.33%），其中出现5例的有1个镇，出现4例的有2个镇，出现3例的有4个镇，出现2例的有5个镇，出现1例的有10个镇。无家庭聚集性，发病呈散发状态。

（3）人群分布：发病年龄最大的10岁，最小的8个月。其中5岁以下的7例，

占 15.56%；5～10 岁的 38 例，占 84.44%。男 22 例，女 23 例，性别比例为 1：1.05。

2. 外出史及接触史。

近期发病人群外出史、接触史不详，但是 45 例中有 10 例为长期外出返回儿童。

3. 免疫史。

有 1 剂次及以上乙脑疫苗接种史的有 6 例，占 13.33%。其中 4 剂次和 3 剂次的各 2 例，2 剂次和 1 剂次的各 1 例；无免疫史的 4 例，占 8.89%；未到接种乙脑疫苗年龄的 3 例，占 6.67%；免疫史不详的 32 例，占 71.11%。

4. 实验室检测。

抽取 36 例患者静脉血完成乙脑病毒 IgM 抗体检测。其中阳性 22 例，占 61.11%；阴性 14 例，占 38.89%。

三、处置措施

疫情暴发后，该县迅速启动乙脑疫情应急处置预案，开展应急接种和防蚊灭蚊等综合防控措施，首例病例发病于 5 月 27 日，末例病例为 6 月 25 日，历时 30 天，整个疫情得到有效控制。

1. 应急接种。疫情暴发后在全县范围内开展 6～10 岁儿童应急接种乙脑灭活疫苗，累计接种 202087 人次，接种率达 97.3%，对阻断乙脑病毒循环，保护易感人群成效显著。

2. 防蚊灭蚊。组织全县开展爱国卫生运动，采取多种方式开展防蚊灭蚊，减少蚊虫叮咬，降低发病率。

3. 加强乙脑防治知识宣传。向全县人民普及预防接种和防蚊灭蚊等预防乙脑知识，针对高危人群开展一对一健康教育，增强群众自我保护和及时就诊意识。

4. 调整接种程序。为了保障适龄儿童有更多的机会接种乙脑疫苗，避免类似疫情再次发生，该省及时将乙脑疫苗接种程序改为常规免疫，适龄儿童将有更多机会接种，对预防控制乙脑的发生或流行起到重要作用。

【思考】该县多年未发生过乙脑疫情，是什么原因导致该地在短时间内出现多例乙脑病例?

1. 乙脑疫苗接种率低，存在免疫空白。疫情发生时该县乙脑疫苗属季节性接种，接种周期短，接种率低，免疫空白人群逐年累积。本次疫情涉及的 45 例乙脑疑似病例，有 1 剂次及以上乙脑疫苗接种史的 6 例（13.33%），无免疫史的 4 例（8.89%），未到接种乙脑疫苗年龄的 3 例（6.67%），免疫史不详的 32 例（71.11%）。

2. 病例发现和上报不及时。该县从 1985 年至 2003 年共 18 年间未报告发生乙脑病例，造成思想麻痹、认识不足，很多临床医师对乙脑防治缺乏认识，对乙脑流行季节出现的较多病毒性脑炎未引起警觉。45 例病例全部在医院住院治疗，从首例病例发病住院到报告疾控机构已超过 10 天。

3. 该地人群存在一定的流动性。45 例乙脑疑似病例中，有 10 例（22.22%）为长期外出返回儿童。

4. 该县地处边远贫困山区，经济条件落后，卫生条件较差，蚊虫孳生情况严重。

案例二　关于一例乙脑病例的个案调查报告

一、事件经过

2019 年 10 月某天，某市疾控机构工作人员接某省医院报告该院儿科 ICU 收治一名乙脑确诊病例（患儿张某，女，2014 年 11 月 8 日出生。现住址：某省某市某县某村），立即派技术人员到现场开展个案调查。

二、流行病学调查情况

1. 发病及就诊情况。

患儿于 2019 年 9 月 2 日左右无明显诱因出现发热（最高体温 39.3℃），伴呕吐、纳差，于当地医院按"感冒"治疗效果差（具体不详），后患儿抽搐，表现为牙关紧闭、双眼凝视、口吐白沫、二便失禁，持续 4~5 分钟缓解。立即送往该地中心医院，诊断"颅内感染；病毒性脑炎；乙脑？"，给予抗病毒、抗炎、降颅压及其他对症等治疗，体温逐渐下降，但反复抽搐（表现与第一次一致），为求进一步诊治，于 2019 年 9 月 30 日紧急转入某省医院儿科 ICU，入院诊断：（1）惊厥性癫痫持续状态。（2）发热、抽搐、左侧偏瘫、意识障碍待诊：①颅内感染？②静脉血栓形成。（3）支气管炎。

辅助检查：2019 年 9 月 17 日血常规，白细胞 8.33×10^9/L，中性分叶核粒细胞百分比 79.1%。腰穿示：有核细胞 490×10^6/L。

2. 流行病学史。

据患儿家属述，患儿长期在某省某市某县某村居住，邻居家中养猪，居住地较多蚊虫，不排除被蚊虫叮咬。

3. 外出史及接触史。

无外出旅游史，否认有类似患者接触史。

4. 免疫史。

乙脑疫苗接种史不详。

5. 实验室检测。

乙脑抗体检测（2019年10月8日）：IgM阳性。

三、处置情况

防蚊灭蚊，采取隔离治疗为主的综合措施。

1. 控制传染源。

患儿继续隔离治疗，做到室内无蚊虫，患儿体温正常后解除隔离。其实主要的传染源是家畜，邻居家中的猪也是管控重点，对邻居养猪场所开展卫生大扫除，尽量做到人畜分开。

2. 切断传播途径。

防蚊灭蚊是预防乙脑病毒传播的重要措施。对患儿在农村居住的村组，特别是邻居家，开展灭蚊工作。

3. 保护易感人群。

对患儿在农村居住的村组内8月龄以上儿童开展乙脑疫苗的查漏补种工作，针对该村开展健康教育活动。

【思考】自2007年实施扩大免疫后，乙脑疫苗被纳入常规免疫接种，目前多地乙脑疫情呈低水平流行散发态势，部分县（市、区）多年未出现乙脑病例，请问现阶段如何做好乙脑疫情防控工作？

1. 制订乙脑疫情应急处置预案，严格按照《全国流行性乙型脑炎监测方案》开展乙脑监测工作，做好乙脑患者监测报告、采样送检及调查处置，发现乙脑疫情，立即采取有效防治措施，控制疫情蔓延，降低发病率。

2. 做好乙脑疫苗接种工作。积极开展乙脑疫苗接种宣传工作，特别是农村及黄昏时常在户外活动的高风险人群。继续加强乙脑疫苗的查漏补种，提高乙脑疫苗接种率，减少免疫空白，确保乙脑疫苗接种率保持在95％以上。

3. 大力开展爱国卫生运动，整治环境，消除蚊虫孳生地，特别是农村地区，家庭散养猪、牛及家禽情况较为普遍。病例个案调查结果显示，大部分病例家住农村，住家或者附近均有养猪、牛、羊或家禽。因此，农村地区特别是养猪圈舍防蚊灭蚊工作是消除乙脑传染源的关键措施，要减少蚊虫叮咬，降低发病率。

4. 加强各级医疗机构医务人员乙脑诊疗技术培训，做到早发现、早报告、早诊断、早治疗，加强重症救治，避免死亡病例的发生。

5. 加强乙脑防治知识宣传，普及预防接种和防蚊灭蚊等预防乙脑的知识，针对性地对高危人群开展健康教育活动，增强群众自我保护和及时就诊意识。

6. 加强重点地区蚊密度监测，特别是农村地区等蚊虫孳生较多的区域，进行灭蚊效果评估、蚊虫种类鉴别及蚊虫带毒水平监测。

练习题

一、单选题

1. 乙脑的潜伏期一般为多少天？（　　　　）

    A. 1～2 天   B. 3～5 天

    C. 10～14 天   D. 15～30 天

2. 在大部分亚洲地区，乙脑主要的传播媒介是哪类蚊虫？（　　　　）

    A. 中华按蚊   B. 三带喙库蚊

    C. 白纹伊蚊   D. 二带喙库蚊

3. 人群感染乙脑病毒后的显性感染和隐性感染之比是多少？（　　　　）

    A. 1：（300～2000）   B. 1：（400～2000）

    C. 1：（500～2000）   D. 1：（600～2000）

4. 在我国乙脑的发病主要集中在哪几个月份？（　　　　）

    A. 6—8 月   B. 7—9 月   C. 8—10 月   D. 9—11 月

5. 乙脑的主要传染源是什么？（　　　　）

    A. 蚊虫   B. 家猪   C. 鸟类   D. 患者

6. 乙脑病例主要集中在 15 岁以下儿童，以下哪个年龄组发病率最高？（　　　　）

    A. 2～4 岁   B. 2～6 岁   C. 3～4 岁   D. 3～6 岁

7. 县级疾控机构接到乙脑病例或疑似病例报告后，应在多长时间内开展个案

调查？（　　　　）

  A. 6 小时   B. 12 小时   C. 24 小时   D. 48 小时

8. 县级疾控机构应在多少个月后对报告的乙脑病例进行随访调查？（　　　　）

  A. 3 个月   B. 4 个月   C. 6 个月   D. 12 个月

9. 发现乙脑后，城市和农村必须分别在多少小时以内报至当地县级疾控机构？
（　　　　）

  A. 6 小时 6 小时   B. 6 小时 12 小时

  C. 12 小时 12 小时   D. 12 小时 24 小时

10. 乙脑媒介蚊虫监测的内容包括下列哪些内容？（　　　　）

  A. 蚊虫种类监测   B. 蚊虫密度监测

  C. 蚊虫乙脑病毒带毒水平监测 D. 以上都是

11. 人或动物感染乙脑病毒后，血中可出现什么抗体？（　　　　）

  A. 补体结合抗体   B. 血凝抑制抗体

  C. 中和抗体   D. 以上都是

12. 关于乙脑病毒，下列说法错误的是（　　　　）。

  A. 乙脑病毒属虫媒病毒乙组的黄病毒科

  B. 对低温和干燥抵抗力较强，用冷冻干燥法在 4℃冰箱中可保存数年

  C. 对乙醚、β−丙内酯、氯仿、甲醛等脂溶性物质不敏感

  D. 乙脑病毒为嗜神经病毒，在细胞质内繁殖

13. 乙脑的临床表现不包括（　　　　）。

  A. 高热、头痛、嗜睡   B. 呼吸道症状

  C. 恐风怕水   D. 恶心、呕吐、腹泻

14. 下列不属于乙类传染病的有（　　　　）。

  A. 艾滋病   B. 乙脑   C. 鼠疫   D. 狂犬病

15. 关于乙脑的后遗症表现，以下选项错误的是（　　　　）。

  A. 失语   B. 肢体瘫痪

  C. 意识障碍   D. 高热不退

16. 对乙脑的媒介及宿主动物开展监测工作时，监测对象有哪些？（　　　　）

  A. 蚊虫与鸟类   B. 蚊虫与家猪

  C. 鸟类与家猪   D. 蚊虫与家鼠

17. 关于乙脑流行病学，下列说法错误的是（　　　　）。

  A. 动物和人均可作为传染源，其中猪是重要的传染源

  B. 三带喙库蚊是最重要的传播媒介

C. 以隐性感染多见，反复多次隐性感染或者病后有较高免疫力

D. 猪可以将乙脑病毒直接传染给人

18. 关于乙脑治疗，下列说法错误的是（　　　　）。

A. 目前无特异性治疗方式

B. 目前对乙脑已经有比较好的治疗方案，乙脑对人类危害较低

C. 强调早期诊断、早期治疗

D. 把好高热、抽搐、呼吸衰竭三关

19. 关于近年我国乙脑发病情况，下列说法错误的是（　　　　）。

A. 我国近年乙脑发病率有上升趋势

B. 南方省份小年龄组发病率较高，北方省份大年龄组发病率较高，尤其在中北部地区出现成人乙脑高发现象

C. 乙脑发病呈散发状态

D. 基本没有出现乙脑死亡案例

20. 市级或县级疾控机构在收到疑似乙脑的血标本后，应在多少个工作日内完成血清学检测工作？（　　　　）

A. 3 个工作日　　　　　　　　　　　B. 5 个工作日

C. 7 个工作日　　　　　　　　　　　D. 10 个工作日

21. 根据《全国流行性乙型脑炎监测方案》的要求，监测病例报告及时率、监测病例报告后 48 小时内完整调查率应分别达到多少？（　　　　）

A. ≥90% 　≥80% 　　　　　　　B. ≥95% 　≥80%

C. ≥90% 　≥85% 　　　　　　　D. ≥95% 　≥90%

22. 在疫情结束后，疾控机构应及时撰写调查报告，下列哪项是不需要撰写的报告类型？（　　　　）

A. 初次报告　　　　　　　　　　　　B. 进展报告

C. 最终报告　　　　　　　　　　　　D. 危险度评估报告

23. 乙脑健康人群免疫水平监测一般在每年的什么时候开始？（　　　　）

A. 4 月　　　　　　B. 5 月　　　　　　C. 6 月　　　　　　D. 7 月

24. 根据《全国流行性乙型脑炎监测方案》中对监测指标的要求，以县（市、区）为单位，乙脑疫苗的接种率应至少达到多少？（　　　　）

A. 80% 　　　　　　B. 85% 　　　　　　C. 90% 　　　　　　D. 95%

25. 以下哪项是流行性乙脑的防御措施？（　　　　）

A. 灭鼠　　　　　　B. 灭蜱　　　　　　C. 灭蚊　　　　　　D. 灭蟑螂

二、多选题

1. 乙脑的传染源有哪些?（　　　　）

    A. 猪、羊、牛、马等家畜　　　　　B. 鸡、鸭、鹅等家禽

    C. 鸟类　　　　　　　　　　　　　D. 患者

2. 乙脑的临床表现有哪些?（　　　　）

    A. 发热　　　　　　　　　　　　　B. 头痛

    C. 昏迷　　　　　　　　　　　　　D. 反复或持续性抽搐

3. 乙脑在亚热带地区和温带地区有严格的季节性,80%～90%的病例集中在7月、8月、9月这3个月,这主要与哪些因素有关?（　　　　）

    A. 蚊虫繁殖　　　　　　　　　　　B. 气温

    C. 雨量　　　　　　　　　　　　　D. 以上都不对

4. 乙脑的临床分型包括以下哪几型?（　　　　）

    A. 轻型　　　　B. 普通型　　　　C. 重型　　　　D. 危重型

5. 乙脑病例个案调查表包括以下哪些内容?（　　　　）

    A. 病例基本情况　　　　　　　　　B. 临床表现

    C. 实验室检测结果　　　　　　　　D. 疫苗接种史

6. 乙脑的预防措施包括以下哪些?（　　　　）

    A. 乙脑疫苗接种　　　　　　　　　B. 防蚊、灭蚊

    C. 预防性服药　　　　　　　　　　D. 不喝生水

7. 在乙脑流行季节,应到医疗机构的哪些科室进行主动搜索?（　　　　）

    A. 传染病科　　　B. 神经内科　　　C. 儿科　　　D. 病案室

8. 关于乙脑,下列说法正确的是（　　　　）。

    A. 乙脑主要流行于夏季、秋季

    B. 发病人群主要为15岁以下儿童,未见成年人发病病例

    C. 病死率较高,约为30%

    D. 部分患者会留有严重后遗症,包括心理障碍、智力障碍、运动障碍,如失语、瘫痪、痴呆、肢体弯曲畸形、精神异常等

9. 关于乙脑的临床表现,下列说法正确的是（　　　　）。

    A. 潜伏期一般为4～21天,平均10～14天

    B. 初期:1～3天,高热伴头痛、精神萎靡、嗜睡、恶心、呕吐。儿童有呼吸道症状或者腹泻

    C. 极期:4～10天,上述症状加重,出现高热、抽搐及呼吸衰竭

    D. 一般患者2周左右可完全恢复,重症患者1～6个月逐渐恢复,部分伴

有失语、瘫痪、精神失常等后遗症

10. 关于乙脑诊断，下列说法正确的是（　　　　）。

　　A. 根据流行病学资料、临床症状、体征及实验室检查结果进行综合分析，然后做出诊断，但确诊则需要依靠抗体检查或者病原分离

　　B. 未在乙脑流行区居住，则可诊断为不是乙脑发病

　　C. 乙脑临床症状和体征主要表现为急性起病，发热、头痛、喷射性呕吐、嗜睡等，伴有脑膜刺激症状

　　D. 确诊需要实验室的血清学检查

11. 关于我国乙脑现状，下列说法正确的是（　　　　）。

　　A. 我国乙脑发病率农村高于城市

　　B. 乙脑在热带地区全年均可发生，在亚热带地区和温带地区有严格的季节性，80%～90%的病例集中在 7 月、8 月、9 月这 3 个月，这主要与蚊虫繁殖、气温和降雨量等因素有关

　　C. 发病仍以儿童为主，但成人病例有所增加

　　D. 随着国家将乙脑疫苗纳入计划免疫，乙脑发病率已经得到控制，不需要过多注重乙脑的防控

12. 医疗机构在发现乙脑病例或疑似病例时，应及时采集患者的什么标本？（　　　　）

　　A. 脑脊液标本　　　　　　　　　B. 血标本

　　C. 唾液标本　　　　　　　　　　D. 尿液标本

13. 关于乙脑预防措施，下列说法正确的是（　　　　）。

　　A. 加强对民众的健康教育，引起对乙脑的重视

　　B. 对 8 月龄以上健康儿童及从非疫区到疫区的人群进行疫苗接种

　　C. 发生乙脑疫情后，可应急接种乙脑疫苗

　　D. 开展灭蚊、防蚊工作

14. 关于乙脑的疾病负担，下列说法正确的是（　　　　）。

　　A. 病死率为 5%～30%，甚至 72%

　　B. 45%～50% 幸存者存在严重神经系统方面的残疾

　　C. 在儿童中，运动失常可以获得改善或康复，但 75% 康复的病例存在行为改变和心理缺陷

　　D. 3～17 年后，出现滞后发生的后遗症，如癫痫发作、视神经萎缩和抑郁症

15. 关于乙脑的病原学特点，下列说法正确的是（　　　　）。

A. 对普通消毒剂和紫外线敏感，不耐热，100℃ 2 分钟或 56℃ 30 分钟即可灭活，对低温和干燥抵抗力较强

B. 在蚊体内繁殖的适宜温度为 25～30℃

C. 乙脑病毒仅 1 个血清型，抗原性不稳定

D. 乙脑病毒为嗜神经病毒，在细胞质内繁殖

16. 在开展乙脑的虫媒监测时，可使用哪些蚊虫捕捉方法？（   ）

A. 人工小时法   B. 蚊帐法

C. 灭蚊灯法   D. 电蚊法

17. 按照乙脑诊断标准，可将乙脑的监测病例分为（   ）。

A. 疑似病例   B. 可能病例

C. 临床诊断病例   D. 确诊病例

18. 关于乙脑的流行特征，以下说法正确的有哪些？（   ）

A. 乙脑主要在亚洲和西太平洋地区传播

B. 在我国乙脑发病主要集中在 7—9 月，北方地区发病高峰一般在 7 月，南方地区发病高峰一般在 8 月

C. 热带地区全年均可发病，亚热带地区发病主要集中在 3—10 月，温带地区发病主要集中在 5—9 月

D. 乙脑的流行特征与当地的气温、降雨量、温湿度和蚊虫繁殖有关

19. 关于乙脑的传播途径，以下说法正确的有哪些？（   ）

A. 蚊虫叮咬是造成乙脑传播的主要途径

B. 在大部分亚洲地区的主要传播媒介为三带喙库蚊

C. 蠓、螨也可能是乙脑的传播媒介

D. 乙脑可在人与人之间通过接触传播

20. 关于乙脑病毒，以下说法正确的有哪些？（   ）

A. 乙脑病毒是具有包膜的单股正链 RNA 病毒，呈球形，系黄病毒科黄病毒属

B. 乙脑病毒在自然环境下生存能力较强

C. 可将乙脑病毒分为 Ⅰ～Ⅴ 5 个不同的基因型，它们具有相似的毒力和宿主嗜性

D. 乙脑病毒对低温和干燥的抵抗力较弱

三、填空题

1. 乙脑病毒在自然环境下生存能力较弱，＿＿＿＿＿＿＿环境下可生存 2 天，56～60℃＿＿＿＿＿＿＿或 100℃＿＿＿＿＿＿＿即可被完全灭活，对＿＿＿＿＿＿＿、

_____、_____及_____等常用消毒剂很敏感。

2. 部分重型乙脑患者在病程_____仍有后遗症，主要表现为_____、_____、_____及_____等，经积极治疗后可有不同程度的恢复。

3. 县级疾控机构在发现或接到乙脑突发公共卫生事件报告后应成立乙脑疫情调查组，_____小时内启动现场调查工作，对报告中涉及的每一例疑似病例均应进行_____、_____、_____，并开展风险评估以采取控制措施。

4. 乙脑是人兽共患的_____。

5. 库蚊、伊蚊和按蚊的某些种都能传播乙脑，而_____是主要传播媒介。

6. 既是乙脑病毒的传播媒介，也是长期储存宿主的是_____。

7. 乙脑呈高度散发性，家庭成员中_____有多人同时发病。

8. 乙脑预防应采取_____、_____及_____为主的综合措施。

9. 如发现在 1 周内，同一乡镇、街道等发生_____例及以上乙脑病例，或者死亡_____例及以上时，应按《国家突发公共卫生事件相关信息报告管理工作规范（试行版）》的要求报告。

10. 乙脑在我国主要流行的月份是_____。

11. 乙脑病毒为_____科、_____属，基因为_____。

12. 乙脑属于_____类传染病。

13. 乙脑病毒主要侵入_____系统。

14. 乙脑的监测病例可定义为_____、_____、_____和_____四类。

四、简答题

1.《全国流行性乙型脑炎监测方案》中对乙脑监测病例的定义是什么？

2. 乙脑聚集性病例是如何定义的?

3. 乙脑的临床表现有哪些?

第五章　百日咳

培训目标

1. 各级疾控机构专业技术人员需掌握百日咳的传染源、传播途径、易感人群及流行概况，以及疫情处置工作的相关要求。

2. 预防接种门诊专业技术人员需了解百日咳相关知识，并能运用于预防接种咨询。

培训要点

1. 百日咳传染源、传播途径、易感人群和流行概况，以及出疹性疾病的鉴别诊断。

2. 百日咳疫情处置。

第一节　基础理论

百日咳（pertussis）是由百日咳鲍特菌引起的急性呼吸道传染病，病程较长，未经治疗，咳嗽症状可持续 2～3 个月，故名"百日咳"。临床特点为阵发性、痉挛性咳嗽，以及咳嗽终止时伴有鸡鸣样吸气吼声。本病在不同年龄组均有发病，但多发生于儿童，尤其是 5 岁以下的儿童。在我国法定传染病中百日咳属于乙类传染病，传染性强。

一、病原学

百日咳的病原菌为鲍特菌属的百日咳鲍特菌，又称百日咳杆菌，是革兰染色阴性、两端着色较深的短杆菌。百日咳杆菌为专性需氧菌，生长温度为 20～37℃，最适生长温度为 35～37℃，最适 pH 值为 6.8～7.0，对生长营养条件需求较高。

本菌对理化因素抵抗力弱，56℃ 30 分钟或干燥 3～5 小时可被灭活，对紫外线和一般消毒剂敏感。

二、流行病学

（一）传染源

百日咳患者、隐性感染者及带菌者为百日咳的传染源。从潜伏期开始至发病后 6 周均有传染性，尤其是潜伏期末到病后卡他期 2～3 周内传染性最强，非典型及轻症患者在本病流行中起到重要作用。

（二）传播途径

百日咳主要经呼吸道传播，家庭内传播较为多见。百日咳患者排出的细菌播撒到空气中，通过飞沫进入宿主体内，百日咳杆菌产生的黏附因子使其黏附于宿主呼吸道纤毛上皮细胞，对其有免疫力的人可将其局限或清除；在对其缺乏免疫力的人体内，该菌可大量增殖，穿过呼吸道黏膜免疫屏障向下呼吸道蔓延，引起发病。

（三）易感性

人群对百日咳普遍易感。无论是接种百日咳疫苗还是自然感染，均不能使人体获得终生免疫力。由于母体缺乏足够的保护性抗体传递给胎儿，故 6 月龄以下婴儿发病率较高，未完成 3 剂次基础免疫的 1 岁以下婴儿也容易感染。新生儿也可以发病，5 岁以下儿童易感性最高。

（四）流行特征

百日咳是世界范围内危害最为严重的疫苗可预防传染病之一。在百白破疫苗广泛应用之前，百日咳是婴幼儿发病和死亡的主要原因之一，也是世界范围内最常见的十大感染致死疾病之一。百日咳无明显季节性，全年均可发病，但多见于冬季和春季。百日咳以温寒带地区多发。现一般散发，在集体机构中可发生流行。

虽然百白破疫苗接种早已推广，其发病率明显下降，但百日咳尚未在世界范围内得到控制。特别是 20 世纪 80 年代以来，在美国、加拿大、澳大利亚等高疫苗覆盖率的国家，百日咳发病率在保持多年低水平后再次呈上升趋势，部分地区甚至暴发疫情，国际上称之为百日咳再现（pertussis resurgence）。2015 年 8 月，WHO指出，百日咳再现的可能因素包括医务人员对百日咳的知晓度和关注度的提高、监测敏感性的提升、PCR 等实验室检测技术的应用、部分地区疫苗接种率的下降、疫苗保护效果不佳、疫苗接种后保护作用持续时间较短等。

在疫苗使用前，我国百日咳年报告发病率为 100/10 万~200/10 万。20 世纪 60年代，我国开始接种百白破疫苗，并于 1978 年将百白破疫苗纳入儿童计划免疫，百日咳发病率大幅下降，2006—2010 年百日咳年均报告发病率已降至 0.2/10 万。近年来，虽然我国 3 剂次百白破疫苗报告接种率保持在 99% 以上，但百日咳报告发病率却呈现上升趋势。中国疾病预防控制中心统计数据显示，2013 年我国百日咳报告病例数仅 1712 例，到 2022 年已升至 38295 例。中国疾病预防控制中心多项家庭接触百日咳传播研究发现，无症状感染在较大儿童和成人中普遍存在，该类人群已被证实为儿童感染百日咳的重要传染源，目前疾病传播模式由儿童向青少年/成人传播转向由青少年/成人向儿童传播。由于尚未建立有效的百日咳监测系统，目前百日咳报告病例往往难以反映当地的真实发病水平。《中国百日咳行动计划专家共识》提到，如果开展以社区人群为基础的加强监测，更多的青少年和成人百日咳病例将被发现并报告，报告病例数还将大幅度增加。四川省的百日咳流行趋势和全国一致，2014 年全省仅报告 157 例，到 2022 年已升至 3664 例，约是 2014 年报告病例数的 23.34 倍。

三、临床表现

（一）典型临床表现

典型百日咳分为卡他期、痉咳期和恢复期 3 个临床阶段，病程 6～12 周，部分病例可以更长。潜伏期 2～21 天，一般为 7～10 天。

1. 卡他期

从发病到阵发性痉咳的出现，一般持续 7～10 天。临床症状较轻，与普通感冒类似，此期可有低热、咳嗽、打喷嚏、流泪和乏力等卡他症状。起病初期为单声咳嗽，发病 3～4 天后退热，但咳嗽加剧，尤以夜晚为甚。此期细菌数量达到高峰，传染性最强，若进行及时有效的治疗，可控制病情发展。

2. 痉咳期

该期 2～6 周或更长，此期已不发热，但有特征性的阵发性、痉挛性咳嗽（简称痉咳）。痉咳发作时儿童表情痛苦，面红耳赤，部分患者因胸腔压力增加影响静脉回流，出现颈静脉怒张，痉咳频繁者可出现颜面水肿，毛细血管压力增高破裂可引起球结膜下出血、鼻出血或眼睑下皮下出血，表现为局部淤斑。痉咳时舌外伸，舌系带溃疡。

婴幼儿和新生儿由于声门较小，可无痉咳症状，但可因黏稠分泌物的堵塞而发生窒息，出现深度发绀，亦可因脑部缺氧而发生抽搐，称为窒息性发作。此发作常在夜晚发生，若抢救不及时，患者常可因窒息而死亡。

3. 恢复期

患者咳嗽频率和严重程度逐渐减轻，持续 2～3 周后咳嗽好转痊愈。恢复期若出现并发症或呼吸道继发其他病原体感染，可能使病情反复，再次出现痉咳，使百日咳病程持续数周或数月。

（二）不典型临床表现

无论年龄和疫苗接种情况如何，任何患者都可能出现百日咳的不典型临床表现，但更常见于小婴儿和已接种疫苗者。小于 4 月龄的婴儿，百日咳的不典型临床表现包括：卡他期短暂或没有；痉咳期咳嗽无特异性，可能为阵发性的，也可能不是阵发性的，并可出现作呕、喘息、凸眼、呕吐、面色发绀和心动过缓（若病情严重则会出现心动过速）等症状；呼吸暂停几乎仅见于婴儿，可以是唯一表现，通常与阵发性咳嗽发作有关，咳嗽数声后即发生屏气、发绀，以致窒息、惊厥或心脏停搏。呼吸暂停也可自然发生，可能和迷走神经刺激有关。

（三）并发症

百日咳患者可出现多种并发症，如肺炎、眼结膜下出血、肺动脉高压、脑病等，其中肺炎为百日咳患者最常见的并发症。

第二节　疫情处置

本节疫情处置参考《国家突发公共卫生事件相关信息报告管理工作规范（试行版）》和《卫生应急工作手册》编写。

一、突发公共卫生事件

（一）报告

《国家突发公共卫生事件相关信息报告管理工作规范（试行版）》未定义百日咳病例的报告要求。

（二）事件分级

《卫生应急工作手册》规定，根据突发公共卫生事件性质、危害程度、涉及范围，将百日咳突发公共卫生事件划分为重大（Ⅱ级）、较大（Ⅲ级）和一般（Ⅳ级）三级。

重大突发公共卫生事件（Ⅱ级）：百日咳疫情波及2个以上县（市、区），1周内发病水平超过前5年同期平均发病水平2倍以上。

较大突发公共卫生事件（Ⅲ级）：1周内在1个县（市、区）行政区域内，百日咳发病水平超过前5年同期平均发病水平1倍以上。

一般突发公共卫生事件（Ⅳ级）：由县级人民政府卫生健康主管部门以上认定。

（三）分级响应

地方各级人民政府卫生行政部门依照职责和《国家突发公共卫生事件应急预

案》的规定，在本级人民政府统一领导下，负责组织、协调本行政区域内突发公共卫生事件应急处理工作，并根据突发公共卫生事件应急处理工作的实际需要，向本级人民政府提出成立地方突发公共卫生事件应急指挥部的建议。突发公共卫生事件响应模式分为四级，响应级别从高到低次为Ⅰ级、Ⅱ级、Ⅲ级和Ⅳ级，分别由国家级、省级、市级、县级政府组织处置。

二、疫情核实

县级疾控机构在到达疫情现场后，首先应了解疑似病例的发病与就诊情况，结合临床表现、流行病学史等特征，根据发病数初步对该起疫情做出判断，并采取相关措施。出现病例聚集或暴发时，要尽量采集疑似病例的血标本和病原学标本送至辖区疾控机构检测，进一步核实诊断。

三、病例搜索

开展疫情现场调查时，应对相应医疗机构及附近托幼机构、学校开展百日咳病例的回顾性搜索。

（一）搜索范围

搜索范围包括搜索时间范围、地域范围、人群范围及病例症状体征等要素。为操作方便，搜索的时间范围应为从首例病例发病日向前推1个最长潜伏期。当发现新的首例病例时，应相应地扩大搜索的时间范围，直至首例病例前1个最长潜伏期内无疑似病例。对暴发疫情的县（市、区）各级医疗机构均应开展病例搜索。

（二）搜索方式

应对当地各级医疗机构，特别是基层医疗机构采用查看门诊日志、住院病历等临床资料，入村入户调查等方式主动搜索可能的病例。对出现聚集性病例或暴发疫情的托幼机构、学校等集体机构要核查晨检记录和因病缺课记录；对发生疫情的其他集体单位，应核查其务工人员进出登记和健康状况记录。

四、开展个案调查

开展流行病学个案调查时应详细询问并填写个案调查表，内容包括病例基本情况、临床表现、实验室检测结果、流行病学内容、疫苗接种史等，并对密切接触者进行登记。百日咳个案调查表信息应该详实、完整。对首例病例和指示病例，要重点关注其发病前21天（即1个最长潜伏期）的活动情况、接触人群、可疑的暴露因素及与续发病例间的流行病学关联等流行病学信息。

五、标本采集、运送及实验室检测

（一）标本采集

病原学标本：采集病例两份鼻咽拭子。1份在无菌条件下接种到百日咳培养皿中，采用三区划线法（用鼻咽拭子涂布一区后，用接种环进行一、二、三区划线，每个标本接种一个平板，初代分离培养不可两个标本接种一个平板）进行细菌分离培养；1份开展PCR检测。

血标本：采集病例急性期及恢复期各2mL静脉血并分离血清，用于百日咳毒素（pertussis toxin，PT）IgG抗体检测。

（二）标本保存及运送

标本采集后，县级疾控机构应在24小时内送达市级疾控机构进行实验室检测。鼻咽拭子、培养皿需要35～37℃恒温保温运送。血标本需2～8℃冷藏运送，血标本如不能及时运送，需-20℃冷冻保存。

（三）实验室检测

对采集的病例鼻咽拭子开展细菌分离培养、PCR检测，对血标本开展两份血PT-IgG抗体检测，对血常规指标使用就诊医院血常规检测结果。

六、防控措施

（一）管理传染源

1. 病例管理

对百日咳住院病例应实施呼吸道隔离措施，确诊的病例可同住一个病房。对未住院病例建议暂时离开学习、工作的场所，居家休息隔离，避免接触婴儿、无疫苗接种史的儿童或成人。

百日咳确诊病例应隔离至发病后 40 天，也可根据实际情况适时调整隔离时间，如隔离至有效抗菌药物治疗 5 天；未有效治疗的年长儿童及成人自发病日起呼吸道隔离 4 周，自痉咳期开始隔离 3 周；未治疗和未接种疫苗的婴儿隔离 6 周。

2. 密切接触者管理

对密切接触者医学观察期限为距最后一次接触 21 天，以便早发现新病例。密切接触者一旦出现发病迹象（咳嗽等症状），应尽早治疗。

（二）切断传播途径

对百日咳病例所在的一般场所和居家室内环境，可开窗通风，对病例分泌物进行有效的消毒处理。集体单位发生百日咳疫情后避免集体活动，减少细菌的传播。与病例近距离接触须戴口罩，接触后要及时洗手。

（三）保护易感人群

1. 疫苗接种

接种疫苗是保护易感人群的最佳措施，必要时对周围易感人群实施接种（目前暂无青少年/成人百日咳疫苗，依今后疫苗上市情况而定）。

托幼机构、小学、中学等集体单位内发生百日咳聚集性病例或暴发疫情时，查验接种情况，对百日咳疫苗免疫史不全的儿童予以补种。

2. 应急服药

应注意是否开展暴露后药物预防，需综合判断病例传染性、暴露持续时间和强度、暴露个体百日咳结果及与百日咳高危人群（如婴儿）接触的可能性来确定。对没有免疫力又有百日咳患者接触史的人群可以进行药物预防，如可使用红霉素或阿奇霉素，用药 5~14 天。

（四）开展健康教育

广泛开展健康教育，普及卫生知识，帮助大众增强防病意识，养成良好的卫生习惯，做好个人卫生，增强防病能力。

七、措施及效果评价

（1）需管控至最后 1 例病例隔离 21 天后再无新病例发生。

（2）开展百白破疫苗接种率调查，评估接种实施效果。

（3）必要时开展人群百日咳杆菌检测和抗体水平监测，掌握易感人群现状。

（4）根据通风条件、防病知识掌握程度等，对通风条件改善情况、防病知识宣传效果进行评估。

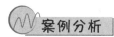 **案例分析**

案例一　一起百日咳家庭聚集性发病

一、基本情况

2021 年 7 月 3 日，某县人民医院向属地疾控机构报告某镇有 3 名百日咳确诊病例为家庭聚集，属地疾控机构立即安排专业技术人员对此事件进行核实。

经调查，3 名病例一同就读于学校（包含幼儿园及小学）（仅有一个班）。病例 1：王某刚，男，4 岁；病例 2：王某勇，男，5 岁；病例 3：王某丽，女，7 岁。3 名病例为一家人，发病前后由其奶奶及父亲照看。

二、发病与诊疗经过

从 2021 年 6 月 3 日起，3 名病例陆续出现咳嗽症状，王某勇、王某丽在 6 月 12 日左右咳嗽症状加重，于 6 月 14 日在镇卫生院就诊住院治疗，至 6 月 17 日有好转但症状仍然明显，自行出院后于 6 月 20 日左右在村卫生室就诊，经治疗后无好转；6 月 22 日，王某刚咳嗽症状开始加重；家长于 7 月 1 日带 3 名病例至县人民医院儿科就诊。现场对 3 名病例接种情况及发病情况进行了分析（表 1）。

表 1　百日咳家庭聚集性病例家庭基本情况及检测结果

调查对象	性别	年龄	发病日期	临床表现	实验室检测
王某刚	男	4 岁	6 月 15 日	咳嗽 7 天，加重 9 天	核酸检测：百日咳杆菌（＋）
王某勇	男	5 岁	6 月 3 日	咳嗽 28 天	核酸检测：百日咳杆菌（＋）
王某丽	女	7 岁	6 月 3 日	咳嗽 28 天	核酸检测：百日咳杆菌（＋）

三、实验室检测

王某勇以"反复咳嗽 20 天"收治入院，入院检查结果显示淋巴细胞比例升高，百日咳杆菌核酸检测阳性；王某丽以"反复咳嗽 20 天"收治入院，入院检查结果显示中性粒细胞比例升高，淋巴细胞比例升高，百日咳杆菌核酸检测阳性；王某刚 7 月 4 日反馈结果：百日咳杆菌核酸检测阳性。目前症状好转。

四、疫苗接种情况

经核实，3 名病例均全程接种 4 剂次无细胞百白破疫苗。

五、疫情应对

1. 学校处置方面：因调查时已放假，故采取收集班级花名册开展接种率和健康调查的方式，结果显示，其余 35 名儿童中，有 1 名儿童无接种信息，其他无异常情况。

2. 居住地处置方面：一是立即组织开展现场接种率评估，接种率为 100%，故决定对全镇范围内的儿童进行查漏补种，经信息系统统计，共有 5 例应种未种对象，并在 1 天内完成了接种；二是卫生院落实专人负责病例隔离管控工作，隔离至发病后 40 天，同时对密切接触者开展医学观察 21 天。

3. 医院处置方面：市级、县级疾控机构联合开展现场调查，发现医院近 2 个月诊治的类似症状患者较多，经详细问询医师，2021 年类似症状门诊和住院病例较去年同期总数虽略微增加，但相差不大，经排查 2021 年 1—7 月该院百日咳杆菌核酸检测阳性病例达 40 例，以 7 月报病为主，分散在三分之二的乡镇，局部有家庭聚集，但往年无类似病例报告，主要原因是 2021 年医院开展了百日咳核酸外送检测项目，导致百日咳诊断灵敏度增加。现场指导医院加强开窗通风和消毒，加强对患者的痰液、呕吐物用漂白粉等氯制剂进行消毒，加强防护，条件允许时对重点病例进行隔离治疗。

六、结论

1. 流行病学调查显示 3 名病例于发病前 1 个月内均无外出史，也无与咳嗽患者密切接触史，但是流行病学调查和实验室检测结果证实这是一起百日咳家庭聚集性发病。

2. 从起病到阵发性痉咳的出现，患儿表现为低热、咳嗽、打喷嚏、流泪等类似感冒症状，加上基层临床医师缺乏实验室支持，检测手段有限，诊断意识不强，且鉴别诊断较难，容易导致漏诊和误诊，因此，需要加大对临床医师的培训力度，有条件的医院需要开展快速、灵敏的实验室检测，对青少年及成人百日咳病例予以诊断、报告和管理。

3. 通过广泛的疫苗接种，建立较为牢固的免疫屏障，能一定程度延缓人际间的传播，但病例的密切接触者采样检测发现仍然存在感染和发病，特别是存在家庭聚集现象。通过调查发现病例症状相对较轻，重症病例明显较少，通过及时发现和管控能够很好地阻止其在社会的传播，提示在疫情发生时，加强病例管控和密切接触者筛查非常必要，通过精准管控可有效控制百日咳疫情扩散。

4. 通过本轮实验室检测发现，百日咳杆菌培养难度极大，核酸检测阳性率不高，抗菌治疗特别是结合大环内酯类药物治疗后病例会很快转阴，故及时发现和治疗对疫情控制十分有效。

【思考】从本起百日咳聚集性发病中可以获得哪些经验？

当出现百日咳聚集性发病或报告病例数陡增时，辖区疾控机构应及时开展流行病学调查、标本的采集和运送，对疫情进行核实，确定疫情波及范围，必要时开展一定范围的病例主动监测，及时向当地卫生健康主管部门和上级疾控机构报告。可采取以下措施及时控制传染病疫情。

1. 立即派出专业技术人员赶赴现场开展流行病学调查和疫情应急处置工作。了解活动轨迹、住家及学校通风条件等情况，开展接种率评估等，综合以上情况精准制定消毒措施、通风条件改善及疫苗接种策略。

2. 对病例采取住院隔离治疗措施，对密切接触者进行医学观察21天，结合疫情大小和自身实验室条件，可对接触者或部分重点人群采样检测，根据检测结果决定是否开展预防性服药和确定管控范围。

3. 落实专人持续指导病例及其家属对居室进行定期通风、湿式扫除，勤晒衣被。指导医院对患者的痰液、呕吐物用漂白粉等氯制剂进行消毒。

4. 落实医疗机构的院感防控主体责任，落实传染病病例管理相关措施，特别是做好个人防护、知识宣教和隔离治疗等工作；落实学校传染病防控主体责任，根据疫情发生发展，落实学生医学观察、暂停聚集性活动，甚至停课等措施。

5. 应及时通报疫情信息至辖区医疗机构，提高疾病认识，同时要深入重点医疗机构开展现场排查，根据辖区总体疫情和本次疫情规模及时启动病例主动监测，做到"早发现、早报告、早隔离、早治疗"，阻断一切传染病的传播途径，防止校内传染病的暴发和流行。

6. 应及时通报疫情信息至相关学校，现场指导学校做好开窗通风、医学观察、暂停聚集性活动等措施。

7. 密切跟踪疫情动态，及时发现问题，及时调整和完善各项工作和措施。

案例二　不规范的百日咳诊断

某县疾控机构在定期查看中国疾病预防控制中心信息系统时发现，某小学近期出现多例百日咳病例，经了解发现是学校一学生因反复咳嗽到某医院就诊确诊为百日咳，于是该家长告知其他家长小孩患病情况，导致同班其他同学不管有无临床症状均到医院就诊。医院外送百日咳疑似病例的标本至外包检测公司，因 PCR 或 IgM 阳性均诊断为百日咳。

【思考】医院的百日咳诊断规范吗？应该如何处理？

医院的百日咳诊断不规范。一是由于现行的《百日咳诊断标准》（WS 274—2007）中尚无 PCR 或者 IgM 的诊断方法；二是在实际工作中，任何一种诊断技术或检测方法都不能独立用于百日咳诊断。对于百日咳的诊断，实验室检测技术至关重要，但还需要了解和掌握患者的病程阶段、临床表现、流行病学史、疫苗接种史等信息，进行综合判断。

县级疾控机构应加强对临床医师的培训，提高医务人员对于百日咳的认识程度，要求严格按《百日咳诊断标准》（WS 274—2007）要求进行诊断，提高诊断准确性。

练习题

一、单选题

1. 百日咳的主要发病人群是以下哪类？（　　　）

　　A. 5 岁以下儿童　　　　　　　　B. 学龄期青少年

　　C. 青壮年　　　　　　　　　　　D. 老年人

2. 关于百日咳，下列哪项说法不正确？（　　　）

　　A. 主要通过飞沫传播，传染性极强

　　B. 任何年龄的人均可感染，婴幼儿更敏感

　　C. 自然感染和接种疫苗均能使人获得终生免疫

D. 卡他期传染性最强

3. 百日咳疑似病例的细菌分离培养是采集什么标本？（　　　　）

    A. 鼻咽拭子　　　　　B. 咽拭子　　　　　C. 脑脊液　　　　　D. 血清

4. 以下哪项是百日咳的传染源？（　　　　）

    A. 患者　　　　　　　　　　　　　B. 隐性感染者

    C. 带菌者　　　　　　　　　　　　D. 以上都是

5. 下列关于百日咳的说法，哪项不正确？（　　　　）

    A. 百日咳是由百日咳杆菌引起的急性呼吸道传染病

    B. 百日咳的临床特点为阵发性、痉挛性咳嗽，以及咳嗽终止时伴有鸡鸣样吸气吼声

    C. 百日咳在不同年龄组均有发病，但多发生于儿童，尤其是 5 岁以下的儿童

    D. 百日咳在全球已得到有效控制，疫苗预防接种已不必要

6. 百日咳患者进行隔离，需隔离至多久？（　　　　）

    A. 发病后 40 天　　　　　　　　　B. 发病后 30 天

    C. 发病后 14 天　　　　　　　　　D. 无需隔离

7. 关于百日咳潜伏期的说法，哪项是正确的？（　　　　）

    A. 潜伏期 1~7 天，一般 2~4 天

    B. 潜伏期 1~3 天，一般 1~2 天

    C. 潜伏期 2~21 天，一般 7~10 天

    D. 潜伏期 10~15 天，一般 12~13 天

8. 以下哪项为百日咳传染性最强的时期？（　　　　）

    A. 潜伏期

    B. 痉咳期

    C. 潜伏期末到病后卡他期 2~3 周内

    D. 恢复期

9. 《中华人民共和国传染病防治法》将百日咳列为哪类传染病？（　　　　）

    A. 甲类　　　　　　　　　　　　　B. 乙类

    C. 丙类　　　　　　　　　　　　　D. 以上均不对

10. 以下哪项是百日咳细菌培养阳性率最高的时期？（　　　　）

    A. 卡他期　　　　　　　　　　　　B. 痉咳期

    C. 恢复期　　　　　　　　　　　　D. 没有差别

11. 我国百日咳病例主要集中在哪个年龄组？（　　　　）

A. 20～40 岁　　　　　　　　　　B. 40～60 岁

C. 15 岁以下　　　　　　　　　　D. 65 岁以上

12. 百日咳主要通过以下哪种方式传播？（　　　）

　　A. 呼吸道飞沫传播　　　　　　　B. 接触传播

　　C. 母婴传播　　　　　　　　　　D. 水源污染传播

13. 谁是百日咳杆菌的唯一自然宿主？（　　　）

　　A. 鸡　　　　　B. 蚊虫　　　　　C. 猪　　　　　D. 人

14. 百日咳病例的密切接触者进行药物预防，首选下列哪种药物？（　　　）

　　A. 青霉素　　　　B. 红霉素　　　　C. 环丙沙星　　　　D. 氯霉素

15. 以下哪些检测方法不能作为百日咳诊断的依据？（　　　）

　　A. 从痰、鼻咽部分泌物分离到百日咳杆菌

　　B. 血标本 PT-IgM 阳性

　　C. 血标本 PT-IgG 阳性

　　D. 百日咳 PCR 阳性

16. 下列关于百日咳临床表现的说法错误的是（　　　）。

　　A. 典型百日咳共有三个临床阶段

　　B. 百日咳患者可出现舌系带溃疡

　　C. 所有百日咳患者都会出现咳嗽的症状

　　D. 已接种疫苗者可能出现百日咳不典型临床表现

17. 采集百日咳血标本时，应采集百日咳病例急性期及恢复期静脉血各多少？
（　　　）

　　A. 0.5mL　0.5mL　　　　　　　B. 1mL　2mL

　　C. 2mL　2mL　　　　　　　　　D. 3mL　2mL

18. 若血标本不能及时运送，需要在多少温度下冷冻保存？（　　　）

　　A. 2～8℃　　　　B. 0℃　　　　C. −70℃　　　　D. −20℃

19. 百日咳在哪个时期有传染性？（　　　）

　　A. 潜伏期开始至发病后 1 周　　　B. 潜伏期开始至发病后 2 周

　　C. 潜伏期开始至发病后 3 周　　　D. 潜伏期开始至发病后 6 周

20. 百日咳最常见的并发症是什么？（　　　）

　　A. 肺炎　　　　　　　　　　　　B. 眼结膜下出血

　　C. 肺动脉高压　　　　　　　　　D. 脑病

21. 如果百日咳确诊病例采取了有效抗菌药物治疗，则需要隔离的时间可缩减
至多少天？（　　　）

  A. 10 天   B. 7 天   C. 5 天   D. 2 天

22. 若百日咳确诊病例是未经治疗和未接种疫苗的婴儿，则隔离的时间为多久？（ ）

  A. 2 周   B. 4 周   C. 6 周   D. 8 周

二、多选题

1. 百日咳重现的可能原因有哪些？（ ）

  A. 疾病重视程度增加   B. 监测系统敏感性提高

  C. 青少年及成人发病数增加   D. 实验室诊断水平提高

2. 根据《百日咳诊断标准》（WS 274—2007），以下哪些情况可诊断为百日咳确诊病例？（ ）

  A. 临床诊断病例同时符合实验室检查中外周血白细胞计数及淋巴细胞计数明显增高

  B. 临床诊断病例同时符合实验室检查中从痰、鼻咽部分泌物分离到百日咳杆菌

  C. 临床诊断病例同时符合实验室检查中恢复期血清特异性抗体比急性期呈≥4 倍增长

  D. 阵发性、痉挛性咳嗽，持续咳嗽≥2 周

3. 以下符合百日咳疑似病例诊断标准的有哪些？（ ）

  A. 阵发性、痉挛性咳嗽，持续咳嗽≥2 周

  B. 婴儿有反复发作的呼吸暂停、窒息、发绀和心动过缓症状，或有间歇的阵发性咳嗽；青少年和成人具有不典型较轻症状，卡他期、痉咳期、恢复期三期症状都缩短或无明显的阶段性，而只表现持续 2 周以上的长期咳嗽

  C. 四季均有发病，春季、夏季多发，该地区有百日咳流行，有与百日咳患者的密切接触史，无预防接种史

  D. 阵发性、痉挛性咳嗽，持续咳嗽≥1 周

4. 下列关于百日咳的说法，正确的有哪些？（ ）

  A. 百日咳的临床特点为阵发性、痉挛性咳嗽，以及咳嗽终止时伴有鸡鸣样吸气吼声

  B. 百日咳病后不能获得终生免疫，保护性抗体为 IgA 和 IgG

  C. 百日咳从潜伏期开始至发病后 6 周均有传染性

  D. 百日咳患者在痉咳期传染性最强

5. 关于百日咳杆菌病原学的说法中正确的是（ ）。

A. 对理化因素抵抗力弱

B. 百日咳杆菌 56℃ 30 分钟或干燥 3～5 小时可灭活

C. 百日咳杆菌为革兰染色阴性菌

D. 百日咳杆菌对紫外线和一般消毒剂敏感

6. 以下哪些标本是百日咳疫情处置时应当采集的？（   ）

    A. 血液   B. 尿

    C. 鼻咽拭子   D. 以上都是

7. 百日咳的防控措施包括以下哪些内容？（   ）

A. 对患者进行隔离，对密切接触者进行医学观察

B. 保持环境通风良好

C. 接种疫苗

D. 预防性服药

8. 下列关于百日咳易感人群的说法，哪些是正确的？（   ）

A. 人群对百日咳普遍易感

B. 无论是接种百日咳疫苗还是自然感染，均不能获得终生免疫力

C. 由于母体缺乏足够的保护性抗体传递给胎儿，故 6 月龄以下婴儿发病率较高

D. 新生儿也可以发病

9. 百日咳的病程较长，临床上可分为哪几期？（   ）

    A. 前驱期   B. 痉咳期   C. 恢复期   D. 卡他期

三、填空题

1. _____是百日咳杆菌的唯一感染宿主，任何年龄的人都可以感染百日咳。

2.《中华人民共和国传染病防治法》将百日咳列为_____类传染病。

3. 我国百日咳四季均有发病，_____、_____多发。

4. 百日咳通过_____传播，传染性极强。

5. 对百日咳病例的密切接触者应至少观察_____天。

6. 百日咳患者进行隔离，自发病日起隔离_____天。

7. 百日咳在_____的细菌数量达到高峰，该阶段传染性最强。

四、简答题

1. 如何对百日咳病例及其密切接触者实施隔离？

2. 简述百日咳的传播途径。

3. 在百日咳疫情处置中，如何保护易感人群？

第六章　流行性腮腺炎

培训目标

1. 疾控机构专业技术人员需掌握流行性腮腺炎（以下简称"流腮"）传染源、传播途径、易感人群及流行概况，以及疫情处置工作的相关要求。

2. 预防接种门诊专业技术人员需了解流腮相关知识，并能运用于预防接种咨询。

培训要点

1. 流腮的传染源、传播途径、易感人群及流行概况。

2. 流腮暴发疫情处置。

第一节 基础理论

流腮（epidemic parotitis/mumps）是由腮腺炎病毒引起的以腮腺非化脓性肿大为主要临床特征的急性呼吸道传染病，属于我国法定丙类传染病。

一、病原学

腮腺炎病毒属副粘病毒科腮腺炎病毒属，抗原结构稳定，只有一个血清型；腮腺炎病毒抵抗力低，暴露于紫外线下可被迅速灭活，对甲醛、乙醇敏感，55~60℃ 10~20 分钟可被灭活，在 4℃可存活数天，在 2℃可存活 3 个月，在−70℃至少可存活 1 年。

二、流行病学

（一）传染源

流腮传染源为早期患者和隐性感染者。患者在腮腺肿大前 7 天至肿大后 2 周可从唾液中排出病毒，此时具有高度传染性。

（二）传播途径

腮腺炎病毒主要经呼吸道飞沫传播，也可通过接触被污染的物品传播。妊娠早期可经胎盘传至胚胎导致胎儿发育畸形。

（三）易感人群

无腮腺炎患病史或含腮腺炎成分疫苗免疫史的人群普遍易感，包括母传抗体已衰减的婴幼儿。

（四）流行特征

流腮呈全球性分布，全年均可发病，冬季、春季为高发季节。好发年龄为 5~

14 岁，常在集体机构中流行。2007 年实施扩大免疫规划后，使用至少 1 剂次含腮腺炎成分疫苗的免疫接种，2020 年 6 月 1 日起对适龄儿童接种 2 剂次麻腮风疫苗。根据中国疾病预防控制中心信息系统传染病监测管理系统统计，2021 年全国流腮发病率已降至历史最低水平，四川省同样如此。

三、临床表现

流腮潜伏期为 8～30 天，平均为 18 天。

（一）典型表现

流腮患者以腮腺炎为主要表现。

1. 前驱期

可无或很短（数小时至 1～2 天）。患者可有发热、头痛、厌食和呕吐，可诉"耳痛"，咀嚼时加剧。

2. 腮腺肿胀期

腮腺逐渐肿大，以耳垂为中心向前、向后、向下发展，使下颌边缘不清，并伴局部感觉过敏、胀痛和轻压痛，腮腺管口红肿。通常一侧腮腺先肿大，数天内累及对侧，4～5 天后腮腺逐渐缩小，整个过程为 6～10 天。

（二）非典型表现

在 5 岁以下儿童中，腮腺炎病毒可能引起上呼吸道症状和发热，而无腮腺和其他唾液腺肿大，或者仅见其他唾液腺如下颌下腺肿大。

（三）并发症

腮腺炎病毒常侵入腺体组织和神经组织，导致脑膜脑炎、睾丸炎、卵巢炎、胰腺炎和耳聋等。

第二节　疫情处置

本节疫情处置主要参考《国家突发公共卫生事件相关信息报告管理工作规范

（试行版）》《卫生应急工作手册》和《四川省流行性腮腺炎疫情调查与处置技术指南（试行）》进行编写。

一、暴发及突发公共卫生事件

（一）暴发

流腮暴发是指在一个局部地区，短时间内突然发生较多流腮病例，现阶段定义为：以村、居委会、学校或其他集体机构为单位，在7天内发生20例及以上流腮病例。

（二）突发公共卫生事件

1. 报告

《国家突发公共卫生事件相关信息报告管理工作规范（试行版）》规定，"1周内，同一学校、幼儿园等集体单位中发生10例及以上流腮病例"即可确定为突发公共卫生事件。《国家突发公共卫生事件相关信息报告管理工作规范（试行版）》要求，在"突发公共卫生事件报告管理信息系统"开展流腮疫情的相关信息报告工作。

2. 事件分级

《卫生应急工作手册》规定，根据突发公共卫生事件性质、危害程度、涉及范围，将流腮突发公共卫生事件划分为重大（Ⅱ级）、较大（Ⅲ级）和一般（Ⅳ级）三级。

重大突发公共卫生事件（Ⅱ级）：流腮疫情波及2个以上县（市、区），1周内发病水平超过前5年同期平均发病水平2倍以上。

较大突发公共卫生事件（Ⅲ级）：1周内在1个县（市、区）域内，流腮发病水平超过前5年同期平均发病水平1倍以上。

一般突发公共卫生事件（Ⅳ级）：由县级人民政府卫生健康主管部门以上认定。

3. 分级响应

地方各级人民政府卫生行政部门依照职责和《国家突发公共卫生事件应急预案》的规定，在本级人民政府统一领导下，负责组织、协调本行政区域内突发公共卫生事件应急处理工作，并根据突发公共卫生事件应急处理工作的实际需要，向本级人民政府提出成立地方突发公共卫生事件应急指挥部的建议。突发公共卫生事件响应模式分为四级，响应级别从高到低次为Ⅰ级、Ⅱ级、Ⅲ级和Ⅳ级，分别由国家级、省级、市级、县级政府组织处置。

二、疫情核实

了解病例的发病与就诊经过，包括主要临床症状、医疗救治情况等，尽快核实病例诊断和分类，结合病例临床表现和流行病学调查结果，判断是否为流腮暴发疫情。

三、病例搜索

开展暴发疫情现场调查时，应对相应医疗机构开展流腮病例/疑似病例的回顾性搜索。

（一）相关定义

1. 流腮病例

符合《流行性腮腺炎诊断标准》（WS 270—2007）定义的流腮确诊病例和临床诊断病例。

2. 流腮疑似病例

符合《流行性腮腺炎诊断标准》（WS 270—2007）定义的流腮疑似病例，或传染病责任疫情报告人怀疑为流腮的病例。

（二）搜索范围

搜索范围包括搜索时间范围、地域范围、人群范围及病例症状体征等要素。为操作方便，搜索的时间范围应从首例病例发病日向前推1个最长潜伏期（30天）。当发现新的首例病例时，应相应地扩大搜索的时间范围，直至首例病例前1个最长潜伏期内无流腮病例/疑似病例。对发生暴发疫情的县（市、区）各级各类医疗机构均应开展病例搜索。

（三）搜索方式

查阅各级各类医疗机构的内科、儿科、传染病科、急诊科等相关科室门诊日志、出入院记录或病案等；访谈村医或个体医师。如搜索过程中发现漏报的流腮病例/疑似病例，应按照要求开展调查和报告，并判断是否与本起暴发疫情存在流行病学关联。

四、病例个案调查

县级疾控机构应对每一例流腮病例/疑似病例开展个案调查，完整填写个案调查表。对首例病例和指示病例要重点调查其发病前 8～30 天及在传染期的活动情况、接触人群，了解可疑的暴露因素及与续发病例间的流行病学关联等流行病学信息。

五、标本采集和实验室检测

为明确诊断，对疫情期间所有发现的疑似病例均应采集病原学标本（口腔拭子、咽拭子或唾液）或血标本进行检测。若合并脑膜脑炎、睾丸炎、卵巢炎、肾炎等，还可采集脑脊液和尿液。病原学标本的采集应于发病后 5 天内完成，以用于病毒分离；血标本的采集应于发病后 30 天内完成，以用于流腮 IgM 或 IgG 的血清学检测。

六、流行病学特征描述

完成病例搜索和个案调查后，应迅速按照时间分布、地区分布、人群分布等流行病学特征对暴发进行描述，确定暴发的范围和严重程度，寻找可能的危险因素和暴发原因线索等。

时间分布主要描述暴发的时间范围、首例病例和末例病例发病时间分布、采取控制措施的时间以及疫情进展；地区分布主要描述病例在发病地区的分布，甄别疫情控制重点地区；人群分布主要描述病例年龄、性别、职业等人口学特征，以及流动性、免疫史等特点，判断疫情控制重点人群。

七、传播风险评估

在疫情调查的同时，应了解周边区域人群免疫状态，对疫情向周边区域扩散的风险进行评估。传播风险评估应包括基本信息了解、接种率评估、常规免疫接种率分析和暴发疫情发展趋势评估四个方面。

八、暴发控制

流腮疫情控制措施不应等待所有危险因素完全调查清楚之后再采取，而应在疫情初期尽早落实，并根据新的疫情调查结果不断调整。

（一）一般措施

1. 病例管理

对流腮病例应以对症治疗为主，防治并发症的发生。

流腮病例应在确诊时开始隔离至腮腺完全消肿后，约21天。疑似病例未确诊之前，按确诊病例进行隔离。住院病例应实施呼吸道隔离措施，疑似流腮病例应于单独病房诊治，确诊后可同住一个病房。未住院病例暂时离开学习、工作的场所，居家休息隔离，避免接触婴儿、无含腮腺炎成分疫苗接种史的儿童或成人。

2. 密切接触者管理

调查人员应找出流腮病例密切接触者，结合疫情发展趋势评估结果制定相应的管理措施。医疗机构、托幼机构、学校、厂矿企业等集体单位及家庭内发生疫情时，密切接触者在接触传染期流腮病例后应进行医学观察，观察期限到最后一次接触后30天，在此期间避免与其他易感者接触。告知密切接触者若出现腮腺和（或）其他唾液腺肿痛、发热、头痛、乏力、食欲不振等症状，应及时就医。

3. 感染控制

对流腮病例所在的一般场所和居家室内环境可开窗通风。集体单位发生流腮疫情后避免集体活动，对公共场所如教室、宿舍等进行消毒，可用醋酸、过氧乙酸熏蒸，或用漂白粉清液或含氯消毒液喷洒等，以减少病毒的传播。与病例近距离接触须戴口罩，接触后要及时洗手。负责现场流行病学调查、采样和医疗救治的工作人员要加强个人防护，易感者需及时接种含腮腺炎成分疫苗。

按照《医疗机构传染病预检分诊管理办法》的有关要求，医疗机构应对具有腮腺肿痛、发热等症状的患者进行预检分诊，防止在门诊输液室等区域造成交叉感染；收治流腮病例的医疗机构必须具备隔离条件，在流腮暴发期间要实施更严格的感染控制。

4. 加强监测

落实疫情报告制度，暴发地疾控机构与医疗机构加强沟通，使所有责任报告单位、责任报告人都知晓有流腮暴发疫情发生，及时发现并报告疑似流腮病例，提高监测的敏感性和及时性。做好暴发地区疑似流腮病例的主动搜索，如对学校、托幼机构和厂矿企业等集体单位开展晨检，必要时开展病例零报告制度。

5. 风险沟通

流腮暴发疫情可能引起公众和媒体广泛关注，暴发期间应做好舆情监测，在负面消息或虚假信息广泛传播之前，及时、主动与媒体沟通，向公众传递正确信息，避免恐慌和误解；使公众积极采取正确的个人防护措施，配合疫情防控工作。如需开展含腮腺炎成分疫苗应急接种，应提前做好社会动员，告之发生流腮疫情的信息、疫苗接种的目标人群、接种时间及地点等信息，取得媒体及社会的理解，及时为目标人群接种疫苗。

（二）免疫措施

1. 常规免疫

发生流腮疫情的地区应针对疫情所暴露出来的问题，加强常规免疫工作，在保证常规免疫接种率的基础上，重点强调含腮腺炎成分疫苗及时接种率，使易感儿童及时、尽早得到保护，减少小年龄易感者的数量。

2. 应急接种

流腮疫情发生后，结合疫情调查及疫情扩散风险评估结果，对重点人群开展含腮腺炎成分疫苗应急接种，可短期内保护易感人群，减少二代病例，提高人群免疫力，阻断病毒传播。

（1）开展时间：应急接种应尽快开展，越早开展越能有效控制流腮疫情。应急接种应在一个最短潜伏期内（8天）内完成，要求接种率达到95％以上。

（2）目标人群：目标人群的选择需要依据人群免疫状况评估结果、年龄别罹患率等资料综合分析确定。应特别关注常规免疫服务难以覆盖的人群、查漏补种未覆盖儿童、医院和其他卫生机构的工作人员等。

（3）开展区域范围：应急接种开展的区域范围可根据流腮疫情规模和扩散风险评估结果综合确定。当学校、托幼机构、厂矿企业等集体单位发生暴发疫情时，应对该集体单位内所有人员的免疫状况进行评估，开展该单位全人群的应急接种或查漏补种。当病例在自然村、居委会等人口较为分散的场所时，应对病例密切接触者及病例周围易感人群开展应急接种或查漏补种，必要时可跨村（社区）、乡（镇、街道）、县（市、区）开展，并重点关注常规免疫工作比较薄弱、有较多易感儿童的地区。

（4）疫苗种类：建议采用含腮腺炎成分疫苗，在条件允许的情况下优先考虑使用联合疫苗。

（5）形式：结合流腮疫情扩散风险评估结果、目标人群既往接种率、免疫史记录质量、目标人群对重复接种的接受程度综合分析，确定选择查漏补种（需核实目标人群既往免疫史来确定接种对象）或应急接种（无论既往是否有含腮腺炎成分疫苗免疫史均接种）。一般地，病例密切接触者或周围人群含腮腺炎成分疫苗2剂次接种率较高（≥85％），且接种记录、登记较为完善时，可对目标人群开展查漏补种；而在流动人口聚集或常规免疫薄弱地区，如多数接种对象免疫史不清时，应开展应急接种。

九、疫情评估与总结

最后一例流腮病例发病后30天内无新的流腮病例出现可判断为暴发疫情结束。

在现场调查过程中，应及时向上下级进行信息反馈，针对发现的危险因素，免疫规划薄弱地区、薄弱环节提出改进建议，协调相关部门和人力、物力资源，及时落实相关控制措施，短时间内控制疫情规模。在暴发调查过程中应及时向周边地区通报疫情情况，以便及时应对。

负责疫情调查处置的疾控机构应将调查处置结果形成调查报告，上报同级卫生健康主管部门和上级疾控机构。调查报告主要包括暴发疫情的发现、报告和调查情况、疫情流行病学特点分析、发生暴发疫情的原因及危险因素分析、控制疫情所采取的干预措施及其效果评估、疫情的趋势及结局、结论及建议等。调查报告可分为初次报告、进展报告和最终报告，根据不同疫情规模和进展情况进行报告。

在暴发疫情得到控制后，应及时总结经验，发现有特点的暴发和危险因素时，应扩大调查结果的交流范围，为其他地区和相关部门决策提供借鉴，防止类似疫情再次发生。

暴发调查所有原始资料应保存在负责疫情调查处置的疾控机构。

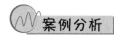 案例分析

一起小学流腮疫情调查处置

2015年11月30日，某省疾控机构接到疫情报告后联同当地市、县级疾控机

构共同成立调查组到某小学开展流行病学个案调查，采集病例咽拭子标本送实验室进行检测，并同时开展疫情风险评估，采取控制措施。

一、基本情况

某小学共有师生 3192 人，其中小学生 3042 人，教师和工作人员 150 人，6 个年级共 53 个班级（一年级 9 个班、二年级 8 个班、三年级 10 个班、四年级 7 个班、五年级 10 个班、六年级 9 个班），无寄宿学生，无食堂。学校有 1 栋教学楼，1 栋办公大楼，所有学生上课学习均集中在教学楼。学校中间为操场，每天上午如无下雨等特殊天气均做广播体操。学校有 1 间校医室，并配备校医 1 名。

二、流行病学调查情况

（一）临床表现

通过流行病学调查和回顾性搜索，发现首例病例于 2015 年 10 月 5 日出现单侧腮腺肿胀、疼痛，张口、咀嚼或进食酸性食物时疼痛加剧；然后陆续以腮腺肿胀、疼痛为主，伴有发热、头痛、乏力、畏寒和食欲不振，无脑膜刺激征、耳聋等其他并发症。末例病例于 2015 年 12 月 24 日出现。

（二）病例分布

1. 时间分布。

首例病例发病于 2015 年 10 月 5 日，末例病例发病于 2015 年 12 月 24 日，发病高峰在 2015 年 12 月 4 日，最高日发病数为 6 例。

2. 人群分布。

年龄分布中，8 岁 1 例，9 岁 8 例，10 岁 15 例，11 岁 18 例，12 岁 1 例，15 岁 1 例。发病人群以 9~11 岁组为主，占发病数的 93.18%；男性 24 例，女性 20 例，男女性别比为 1.2∶1。病例班级分布为集中在三年级、四年级、五年级、六年级，一年级和二年级无病例报告。

3. 空间分布。

此次疫情共计 7 个班级报告有病例发生，其中 4 个班级在同一楼层，发病数具有一定聚集性。按现住址分布为 A 街道 31 例，B 街道 6 例，C 街道 4 例，D 街道、E 街道、F 街道各 1 例。

（三）疫苗接种情况

对所有有病例的班级学生的疫苗接种情况进行调查，疫苗接种率最高的班级为一年级 1 班和 9 班，接种率分别为 98.11％和 95.92％。接种率最低的班级为三年级 6 班，接种率为 23.08％。总体接种率为 64.53％。

（四）实验室检测

共采集 9 例现症病例咽拭子标本，经反转录 PCR 检测，结果均为阳性，9 份标本通过细胞培养成功分离到 3 株流腮病毒株，经测序均为 G2 基因型。

三、处置措施

确诊病例居家隔离，痊愈后方可返校；落实学校晨检、午检制度，疫情期间学校暂停一切不必要的集体活动；做好环境及物品的消毒处置，用含氯消毒剂对教室和厕所的地面、墙面进行喷洒消毒，对公用物品如桌、椅、门把手等物体表面进行擦拭消毒；开展卫生宣教，在学校及周边社区通过分发宣传单、各班级出黑板报、给家长发短信等形式对学生及家长开展流腮相关知识的健康教育宣传，提高其防病意识。结合本次疫情，对该校学生含腮腺炎成分疫苗接种情况进行调查，结果显示一年级、二年级含腮腺炎成分疫苗接种率均较高（高于 90％）。

2015 年 12 月 28 日始，针对该校流腮疫情，组织开展了全区所有中小学校二年级及以上所有儿童的含腮腺炎成分疫苗应急接种工作，截至 2016 年 1 月 26 日该小学共计接种 2210 名儿童，接种率为 72.65％。

四、处置效果

通过落实各项防控措施，2015 年 12 月 24 日末例病例报告后，经过一个最长潜伏期，无新发病例出现，此次疫情终止。

【思考】此次流腮疫情暴发事件暴露了哪些疫情防控工作中的薄弱环节？还应落实哪些防控措施？

本次疫情暴露了以下薄弱环节：一是学校晨检、午检制度未严格执行，未能及时发现病例并隔离；二是病例生病后未痊愈、隔离期限不足或者带病坚持上课等造成了疫情进一步扩散；三是含腮腺炎成分疫苗接种率较低。

还应落实的措施：

（1）加强重点场所监测工作。中小学是流腮暴发的高危场所，学校应进一步加强晨检、午检、因病缺勤追踪，主动了解发病情况；同时要加强健康教育宣传工作，不断提高防控意识。

（2）加强对学校疫情防控工作督导检查。辖区疾控机构、社区卫生服务中心/乡（镇）卫生院应进一步加强学校疫情防控工作的指导、培训，提高防控业务水平。

（3）严格落实托幼机构、小学入托入学预防接种证查验工作制度。教育、卫生行政部门要进一步加强领导重视，各司其职，学校、医疗机构要进一步紧密配合，将预防接种证查验工作落到实处，进一步提高含腮腺炎成分疫苗接种率，消除免疫空白。

（4）加强健康宣教，提高防范意识。充分利用主流媒体等渠道开展多种形式的健康教育宣传活动，使广大群众了解流腮的相关知识，提高防控意识。对 15 岁以下人群继续推广 2 剂次含腮腺炎成分疫苗接种。

练习题

一、单选题

1. 腮腺炎病毒在什么温度多久可被灭活？（　　　　）
   A. 55～65℃　10～20 分钟
   B. 55～60℃　10～20 分钟
   C. 55～65℃　10～30 分钟
   D. 55～60℃　10～30 分钟

2. 以下哪项为流腮的主要传播途径？（　　　　）
   A. 母婴传播
   B. 血液传播
   C. 呼吸道飞沫传播
   D. 粪—口途径传播

3. 流腮患者具有高度传染性的时期为以下哪个时期？（　　　　）
   A. 腮腺肿大前 7 天至肿大后 2 周
   B. 腮腺肿大前 9 天至肿大后 7 天
   C. 腮腺肿大消退后
   D. 患病期间无传染性

4. 关于流腮，下列说法哪项是正确的？（　　　　）
   A. 经消化道传播，传染性很强
   B. 人是腮腺炎病毒唯一宿主
   C. 婴儿没有先天性被动免疫
   D. 引起男性睾丸炎时需用抗菌素治疗

5. 流腮病例的隔离期为多久？（　　　　）

A. 发病后 1 周

B. 发病后 2 周

C. 发病后 3 周

D. 至腮腺完全消肿后，约 21 天

6. 流腮的一般易感人群为以下哪项？（　　　）

A. 无腮腺炎患病史或含腮腺炎成分疫苗接种史的人群

B. 已接种含腮腺炎成分疫苗的人群

C. 曾罹患过腮腺炎的人群

D. 婴幼儿

7. 我国将流腮纳入传染病疫情网络直报是在哪年？（　　　）

A. 2001 年　　　　B. 2002 年　　　　C. 2004 年　　　　D. 2008 年

8. 以下对于流腮临床表现的描述，哪项是不正确的？（　　　）

A. 以腮腺炎为重要表现

B. 前驱期可维持 7 天至 2 周

C. 可出现脑膜炎、睾丸炎、卵巢炎等并发症

D. 以耳垂为中心向前、向后、向下肿大，有压痛

9. 下列各类标本中，哪项不能用于腮腺炎病毒分离？（　　　）

A. 咽拭子　　　　B. 尿液　　　　C. 粪便　　　　D. 脑脊液

10. 下列有关流腮病例标本采集的说法，哪项是错误的？（　　　）

A. 为明确诊断，对疫情期间所有发现的疑似病例均应采集病原学标本（口腔拭子、咽拭子或唾液）或血标本进行检测

B. 若合并脑膜脑炎、睾丸炎、卵巢炎、肾炎等，不能采集脑脊液和尿液

C. 病原学标本的采集应于发病后 5 天内完成，以用于病毒分离

D. 血标本的采集应于发病后 30 天内完成，以用于流腮 IgM 或 IgG 的血清学检测

11. 流腮潜伏期为多久？（　　　）

A. 1～3 天　　　　　　　　　B. 7～14 天

C. 8～30 天　　　　　　　　D. 30～60 天

12. 流腮属于我国法定哪类传染病？（　　　）

A. 甲　　　　B. 乙　　　　C. 丙　　　　D. 丁

13. 评价人群流腮免疫状况时，一般检测的是以下哪种抗体？（　　　）

A. IgM 抗体　　　　　　　　B. IgA 抗体

C. IgG 抗体　　　　　　　　D. IgE 抗体

14. 流腮疫情暴发现阶段定义为：以村、居委会、学校或其他集体机构为单位，在多少天内发生多少例及以上流腮病例？（　　　）

　　A. 7天　20例　　　　　　　　　B. 7天　10例

　　C. 14天　20例　　　　　　　　D. 14天　10例

15. 开展流腮暴发疫情现场调查时，应对相应的什么机构开展流腮病例/疑似病例的回顾性搜索？（　　　）

　　A. 医疗　　　　　　　　　　　　B. 托幼

　　C. 学校　　　　　　　　　　　　D. 厂矿企业

16. 在发现流腮暴发疫情或接到流腮暴发疫情报告后，县级疾控机构应成立流腮暴发疫情调查组，多少小时内启动现场调查工作，并将调查处置情况向同级卫生健康主管部门和上级疾控机构报告？（　　　）

　　A. 12小时　　　B. 6小时　　　C. 24小时　　　D. 15小时

17. 搜索范围包括搜索时间范围、地域范围、人群范围及病例症状体征等要素。为操作方便，搜索的时间范围应为从首例病例发病日向前推多少天？（　　　）

　　A. 30天　　　B. 18天　　　C. 8天　　　D. 15天

18. 进行流腮疫情个案调查时，需对病例发病前多少天以及传染期的活动情况、接触人群等进行调查？（　　　）

　　A. 8～30天　　　B. 8～35天　　　C. 8～40天　　　D. 8～45天

19. 密切接触者在接触传染期流腮病例后应进行医学观察，观察期限到最后一次接触后多少天？（　　　）

　　A. 14天　　　B. 21天　　　C. 30天　　　D. 45天

20. 以下关于流腮疫情处置的说法，错误的是（　　　）。

　　A. 对流腮病例应以对症治疗为主，防止并发症的发生

　　B. 流腮疑似病例和确诊病例都应有单独病房诊治

　　C. 接触者在观察期间若出现腮腺和（或）其他唾液腺肿痛、发热、头痛、乏力、食欲不振等症状应及时就医

　　D. 流腮病例所在的一般场所和居家室内环境可开窗通风

21. 流腮疫情暴发后的应急接种，应在一个最短潜伏期内完成，要求接种率达到多少以上？（　　　）

　　A. 95%　　　B. 90%　　　C. 85%　　　D. 80%

22. 流腮疫情暴发结束的判断标准是什么？（　　　）

　　A. 最后一例流腮病例发病后30天内无新的流腮病例出现

B. 最后一例流腮病例发病后 21 天内无新的流腮病例出现

C. 最后一例流腮病例发病后 14 天内无新的流腮病例出现

D. 最后一例流腮病例发病后 8 天内无新的流腮病例出现

23. 负责流腮疫情调查处置的疾控机构应将调查处置结果形成调查报告，上报（　　　）。

A. 同级卫生健康主管部门和上级疾控机构

B. 上级卫生健康主管部门和上级疾控机构

C. 同级卫生健康主管部门和同级疾控机构

D. 上级卫生健康主管部门和同级疾控机构

24. 以下关于流腮的说法，正确的是（　　　）。

A. 腮腺炎病毒抵抗力低，暴露于紫外线下可被迅速灭活，对甲醛、乙醇不敏感

B. 流腮的传染源为早期患者和隐性感染者

C. 流腮潜伏期为 8～21 天，平均 15 天

D. 流腮疫情暴发是指以乡（镇、街道）、社区为单位，14 天内连续发生 6 例及以上有联系的病例

25. 以下关于流腮的说法，错误的是（　　　）。

A. 腮腺炎病毒只有一个血清型

B. 腮腺炎病毒对甲醛、乙醇敏感

C. 流腮疫情暴发是指在一个村、幼儿园、学校、工地等集体单位中 14 天内连续发生 10 例及以上有联系的病例

D. 最后一例流腮病例发病后 30 天内无新的流腮病例出现可判断为暴发结束

二、多选题

1. 关于流腮，下列说法中哪些是正确的？（　　　）

A. 腮腺炎病毒经被患者唾液污染的食物或玩具也能传播

B. 引起一侧或双侧腮腺肿大，一般 3～4 周自愈

C. 少数男性患者可能合并睾丸炎

D. 人群普遍易感

2. 以下哪些是流腮的传播途径？（　　　）

A. 飞沫传播　　　　　　　　　　B. 虫媒传播

C. 接触传播　　　　　　　　　　D. 唾液传播

3. 以下对流腮易感人群的说法，哪些是错误的？（　　　）

A. 人群对本病普遍易感，易感性随年龄的增加而下降

B. 只有 4~15 岁的儿童和青少年发病

C. 人群对本病普遍易感，易感性随年龄的增加而增加

D. 流腮传染性比水痘、麻疹更强

4. 以下关于流腮的说法，哪些是错误的？（　　　　）

A. 不典型病例可无腮腺肿胀

B. 可能并发睾丸炎或脑膜脑炎

C. 病程早期仅可从唾液、血液处分离出腮腺炎病毒

D. 只有儿童和青少年发病

5. 以下关于流腮暴发的说法，正确的有哪些？（　　　　）

A. 以村、居委会、学校或其他集体机构为单位，在 7 天内发生 20 例及以上流腮病例

B. 在一个局部地区，短时间内突然发生较多流腮病例

C. 以村、居委会、学校或其他集体机构为单位，在 7 天内发生 10 例及以上流腮病例

D. 以村、居委会、学校或其他集体机构为单位，在 14 天内发生 20 例及以上流腮病例

6. 以下关于流腮病例相关定义的说法，正确的有哪些？（　　　　）

A. 流腮病例指符合《流行性腮腺炎诊断标准》（WS 270—2007）定义的流腮确诊病例和临床诊断病例

B. 流腮疑似病例包括符合《流行性腮腺炎诊断标准》定义的流腮疑似病例

C. 流腮疑似病例包括传染病责任疫情报告人怀疑为流腮的病例

D. 流腮疑似病例不包括传染病责任疫情报告人怀疑为流腮的病例

7. 以下关于流腮疫情核实的说法，正确的有哪些？（　　　　）

A. 了解病例的发病与就诊经过

B. 了解主要临床症状、医疗救治情况等

C. 尽快核实病例诊断和分类，结合病例临床表现和流行病学调查结果，判断是否为流腮暴发疫情

D. 对相应医疗机构开展流腮病例/疑似病例的回顾性搜索

8. 流腮暴发疫情处置中病例搜索方式包括（　　　　）。

A. 查阅各级各类医疗机构的内科、儿科、传染病科、急诊科等相关科室门诊日志、出入院记录或病案等

B. 访谈村医或个体医师

C. 加强对附近学校学生和教师缺勤情况及原因的了解

D. 开展个案调查

9. 以下关于流腮暴发疫情流行病学特征的分析，正确的有哪些？（　　　）

　　A. 按照时间分布、地区分布、人群分布等对疫情特点进行描述，确定暴发的范围和严重程度，寻找可能的危险因素和暴发的原因线索等

　　B. 时间分布主要描述暴发发生的时间范围、首例病例和末例病例发病时间分布、采取控制措施的时间及疫情进展

　　C. 地区分布主要描述病例在发病地区的分布，甄别疫情控制重点地区

　　D. 人群分布主要描述病例年龄、性别、职业等人口学特征，以及流动性、免疫史等特点，判断疫情控制重点人群

10. 以下关于流腮病例的管理，正确的有哪些？（　　　）

　　A. 对流腮病例应以对症治疗为主，防止并发症的发生

　　B. 流腮病例应隔离至完全消肿后

　　C. 疑似病例未确诊之前，按确诊病例进行管理

　　D. 未住院病例暂时离开学习、工作的场所，居家休息隔离，避免接触婴儿、无含腮腺炎成分疫苗接种史的儿童或成人

11. 以下关于流腮暴发疫情处置的说法，正确的有哪些？（　　　）

　　A. 包括一般措施和免疫措施

　　B. 对病例进行隔离管理

　　C. 流腮病例所在的一般场所和居家室内环境可开窗通风，但随时消毒并无必要

　　D. 加强监测，及时发现并报告疑似流腮病例，做好暴发地区疑似病例的主动搜索

12. 下列关于流腮疫情处置过程中的风险沟通的说法，正确的有哪些？（　　　）

　　A. 流腮暴发疫情可能会引起公众和媒体广泛关注，暴发期间应做好舆情监测

　　B. 在负面消息或虚假信息广泛传播之前，及时、主动与媒体沟通，向公众传递正确信息

　　C. 如开展应急接种，应提前做好社会动员，告之发生流腮疫情的原因，疫苗接种的目标人群、接种时间及地点等信息

　　D. 做好疫情暴发地区疑似病例的主动搜索，必要时开展病例零报告

制度。

13. 以下关于流腮疫情应急接种的说法，正确的有哪些？（　　　　）

    A. 对重点人群开展应急接种，可短期内保护易感人群，减少二代病例，提高人群免疫力，阻断病毒传播

    B. 应急接种应尽快开展，越早开展越能有效控制疫情

    C. 目标人群的选择需要依据人群免疫状况评估结果、年龄别罹患率等资料综合分析确定

    D. 应急接种开展的区域范围可根据流腮疫情规模和扩散风险评估结果综合确定

三、填空题

1. 流腮是由_____所引起的急性呼吸道传染病。

2. 流腮属于_____类传染病。

3. 流腮主要通过_____传播。

4. 流腮的传染源包括_____和_____。

5. 流腮病例的隔离期为_____，约_____天。

6. 我国将流腮纳入传染病疫情网络直报是在_____年。

7. 流腮潜伏期为_____天。

8. 流腮疫情暴发的定义是指在一个局部地区，短时间内突然发生较多流腮病例，现阶段定义为：以村、居委会、学校或其他集体机构为单位，在_____天内发生_____例及以上流腮病例。

9. 在发现或接到流腮暴发疫情报告后，县级疾控机构应成立腮腺炎暴发疫情调查组，_____内启动现场调查工作，并将调查处置情况向同级卫生健康主管部门和上级疾控机构报告。

10. 搜索范围包括搜索时间范围、地域范围、人群范围及病例症状体征等要素。为操作方便，搜索的时间范围应为从首例病例发病日向前推_____天。

11. 进行个案调查时，需对病例发病前_____天及传染期的活动情况、接触人群等进行调查。

12. 密切接触者在接触传染期流腮病例后应进行医学观察，观察期限到最后一次接触后_____天。

13. 流腮疫情暴发结束的判断标准是最后一例流腮病例发病后_____天内无新的流腮病例出现。

14. 评价人群流腮免疫状况时，一般检测的是_____抗体。

15. 负责流腮疫情调查处置的疾控机构应将调查处置结果形成调查报告，上报

同级_____和_____。

四、简答题

1. 如何管理流腮传染源?

2. 流腮的预防措施主要有哪些?

3. 流腮疫情暴发是指什么?

第七章　甲型病毒性肝炎

培训目标

1. 各级疾控机构专业技术人员需掌握甲型病毒性肝炎（以下简称"甲肝"）传染源、传播途径、易感人群及流行概况，以及疫情处置工作的相关要求。

2. 预防接种门诊专业技术人员需了解甲肝相关知识，并能运用于预防接种咨询。

培训要点

1. 甲肝的传染源、传播途径、易感人群及流行概况。

2. 甲肝暴发疫情的处置。

第一节 基础理论

甲肝（viral hepatitis A）是由甲肝病毒（hepatitis A virus，HAV）引起的，以肝病变为主的急性传染病，在我国属于法定乙类传染病。

一、病原学

HAV 属微小 RNA 病毒科嗜肝 RNA 病毒属。HAV 遗传物质为单股正链RNA，根据核苷酸序列的同源性，可分为 7 个基因型，目前我国已分离的 HAV均为Ⅰ型；在血清型方面，能感染人的血清型只有 1 个。HAV 对外界抵抗力较强，耐酸碱，室温下可生存 1 周，能耐受 60℃ 30 分钟，80℃ 5 分钟或 100℃ 1 分钟才能完全使之灭活，在−70～−20℃数年后仍有感染力；对有机溶剂较为耐受，在 4℃ 20％乙醚中放置 24 小时仍稳定，在甘油内于−80℃可长期保存；对紫外线、氯、甲醛等敏感。

二、流行病学

（一）传染源

甲肝传染源为急性期患者和隐性感染者，隐性感染者的排毒数量虽不及急性期患者，但因隐性感染者数量较急性期患者多，传播风险仍较大。患者通常在临床症状出现前 2～3 周至临床症状出现后 1 周，产生大量病毒随粪便排出，少数可延长至病后 30 天。

（二）传播途径

HAV 常通过粪−口途径传播，也可以是人际接触传播，还可以通过摄入被污染的水或食物传播。

（三）易感人群

无甲肝患病史或甲肝疫苗免疫史的人群普遍易感，包括母传抗体已衰减的婴幼儿。

（四）流行特征

HAV 感染在全球均有发生，在发达国家，近年成年人甲肝发病率相对增高，而我国学龄前期及学龄期儿童发病率最高，青年次之，成年后 HAV 抗体多数已呈阳性。我国在广泛实施甲肝疫苗接种后，儿童发病率大幅度下降，患病年龄也明显后移。患病后人体可获得持久免疫力。流行形式多为散发，一年四季均有发生，但第一季度高发，第四季度次之。水源和食物污染可造成暴发流行或集体发病。

三、临床表现

甲肝潜伏期为 14～45 天，平均 30 天。甲肝临床分为急性黄疸型肝炎、急性无黄疸型肝炎、亚临床型肝炎和急性重型肝炎。年龄小的患者症状相对较轻。

（一）急性黄疸型肝炎

急性黄疸型肝炎的临床经过可分为黄疸前期、黄疸期和恢复期。

1. 黄疸前期

急性起病，畏寒发热，体温在 38～39℃波动，随后出现全身乏力、纳差、厌油、恶心、呕吐，尿液颜色逐渐加深，可伴有上腹部不适、腹痛、腹泻。部分病例以发热、上呼吸道感染症状为主要表现。肝脾轻度肿大，血清转氨酶升高。本期可持续 3～7 天。

2. 黄疸期

患者自觉症状可能有所缓解，发热减退，皮肤和巩膜出现不同程度的黄染，尿液颜色持续加深。部分患者可有粪便颜色变浅，伴皮肤瘙痒、心动过缓。肝明显肿大，胆红素及血清转氨酶明显升高。本期可持续 1～2 周。

3. 恢复期

黄疸渐退，症状逐渐消失，肝脾回缩至正常，肝功能逐渐恢复到正常。本期可持续 4～8 周。

急性淤胆型肝炎为急性黄疸型肝炎的特殊形式，表现为肝内胆汁淤积，黄疸较深，持续时间较久，全身症状及消化道症状较轻，多有粪便颜色变浅，可伴皮肤瘙痒。肝实质损害较轻，血清转氨酶轻度至中度升高。本型多见于成人，儿童少见。

（二）急性无黄疸型肝炎

急性无黄疸型肝炎起病较急性黄疸型肝炎徐缓，除无黄疸外，其他临床症状和体征与急性黄疸型肝炎相似，仅程度上较轻，多在 1~2 个月内恢复。

（三）亚临床型肝炎

该型比较多见，无明显临床症状，多因有甲肝患者的密切接触史，经体检和肝功能检测而被发现。肝可有轻度肿大，肝功能轻度异常和血清 HAV 特异性 IgM 抗体阳性。本型多见于儿童，大多顺利恢复。

（四）急性重型肝炎

此型比例非常低，但死亡率高。患者可持续高热，极度乏力、畏食及呕吐，黄疸迅速加深，很快出现嗜睡、烦躁不安和神志恍惚，进而昏迷。可伴有肝大后迅速回缩、腹胀、水肿及出血倾向。

（五）并发症

少见。部分病例可出现皮疹及关节酸痛。血小板减少性紫癜和单纯红细胞再生障碍性贫血等更少见。

第二节　疫情处置

本节疫情处置主要参考《国家突发公共卫生事件相关信息报告管理工作规范（试行版）》《卫生应急工作手册》和《甲型病毒性肝炎暴发调查指南（2021 版）》进行编写。

一、暴发及突发公共卫生事件

（一）暴发

根据《甲型病毒性肝炎暴发调查指南（2021 版）》，甲肝暴发定义为在一定时间和局限的地域范围内，甲肝病例数超过预期水平。

（二）突发公共卫生事件

1. 报告

《国家突发公共卫生事件相关信息报告管理工作规范（试行版）》规定，"1 周内，同一学校、幼儿园、自然村寨、社区、建筑工地等集体单位发生 5 例及以上甲肝病例"即可确定为突发公共卫生事件。《国家突发公共卫生事件相关信息报告管理工作规范（试行版）》要求，在"突发公共卫生事件报告管理信息系统"开展甲肝疫情的相关信息报告工作。

2. 事件分级

《卫生应急工作手册》规定，根据突发公共卫生事件性质、危害程度、涉及范围，将甲肝突发公共卫生事件划分为重大（Ⅱ级）、较大（Ⅲ级）和一般（Ⅳ级）三级。

重大突发公共卫生事件（Ⅱ级）：甲肝疫情波及 2 个以上县（市、区），1 周内发病水平超过前 5 年同期平均发病水平 2 倍以上。

较大突发公共卫生事件（Ⅲ级）：1 周内在 1 个县（市、区）域内，甲肝发病水平超过前 5 年同期平均发病水平 1 倍以上。

一般突发公共卫生事件（Ⅳ级）：由县级人民政府卫生健康主管部门以上认定。

3. 分级响应

地方各级人民政府卫生行政部门依照职责和《国家突发公共卫生事件应急预案》的规定，在本级人民政府统一领导下，负责组织、协调本行政区域内突发公共卫生事件应急处理工作，并根据突发公共卫生事件应急处理工作的实际需要，向本级人民政府提出成立地方突发公共卫生事件应急指挥部的建议。突发公共卫生事件响应模式分为四级，响应级别从高到低次为Ⅰ级、Ⅱ级、Ⅲ级和Ⅳ级，分别由国家、省、市、县级政府组织处置。

二、核实疫情

县级疾控机构到达现场后，首先了解疑似病例的发病与就诊情况，结合临床表现、流行病学史等特征，并在疫情早期采集 5~10 例疑似病例血标本送检进行卫生学调查及相关指标检测，根据发病情况初步对该起疫情做出判断，并采取相关措施。

三、搜索病例

开展疫情现场调查时，同时应对相应医疗机构及附近学校、托幼机构开展甲肝病例/疑似病例的回顾性搜索。

（一）制定搜索病例定义

搜索病例定义包括搜索的时间范围、地域范围、人群范围及病例症状体征等要素。

（二）搜索范围

根据病例定义，在疫情可能波及的范围内，积极开展主动搜索，对病例进行逐一的核实和排查，填写个案调查表，并根据个案调查表列出病例一览表，查清观察病例、临床诊断病例和确诊病例的数据，核查病例后，排除非病例。

为操作方便，搜索的时间范围应从首例病例发病日向前推 1 个最长潜伏期（45天）。当发现新的首例病例时，应相应地扩大搜索的时间范围，直至首例病例前 1个最长潜伏期内无疑似病例。发生暴发疫情的县（市、区）各级各类医疗机构、学校等地均应开展病例搜索。

（三）搜索方式

查阅各级各类医疗机构的内科、儿科、传染病科等相关科室的门诊日志、出入院记录或病案等，访谈村医或个体医师。如搜索过程中发现漏报的甲肝病例/疑似病例，应按照要求开展调查和报告，并判断是否与本起暴发疫情存在流行病学关联。同时，要加强了解附近学校（含托幼机构）学生或教师缺勤情况及原因，通过晨检及早发现既往和续发病例。

四、开展个案调查（调查接种率）

24 小时内，县级疾控机构应对每一例甲肝病例/疑似病例开展个案调查，完整填写个案调查表。对首例病例和指示病例要重点调查其发病前 14～45 天的活动、接触人群、饮用水源和饮食等方面的情况，了解可疑的暴露因素及与续发病例间的流行病学关联等流行病学信息。

同时，应收集疫情发生地点相对县城的方向、距离、交通状况、地形地貌、气象、人口、环境、水源、经济、生活习惯等方面资料，以及近 5 年甲肝疫情概况、疫苗接种情况等。

五、分析流行病学特征

完成病例搜索和个案调查后，县级疾控机构应迅速按照时间分布、地区分布、人群分布等流行病学特征对疫情特点进行描述，确定暴发的范围和严重程度，寻找可能的危险因素和暴发原因线索等，并在 24 小时内形成初次报告上报同级卫生健康主管部门和上级疾控机构。

时间分布主要描述发生的时间范围、首例病例和末例病例发病时间、采取控制措施的时间以及疫情进展；地区分布主要描述病例在发病地区的分布，甄别疫情控制重点地区；人群分布主要描述病例年龄、性别、职业等人口学特征，以及流动性、免疫史等特点，判断疫情控制重点人群。

六、提出病因假设

根据个案调查和病例一览表进行三间分布描述，分析疫情发生和发展过程、波及范围、病例数及其在不同地点、不同时间、不同人群中的分布特征，重点要结合首例病例、重症病例或者死亡病例进行病例描述，进而提出病因假设，寻找发病的暴露因素，探索可能的传染源和传播途径。

七、评估传播风险

在进行疫情调查的同时，应了解周边区域人群免疫状态，对疫情向周边区域传播的风险进行评估。传播风险评估应包括基本信息评估、调查接种率评估、常规免疫接种率评估和暴发疫情发展趋势评估四个方面。

八、处置措施与原则

不应等待所有危险因素完全调查清楚之后再采取疫情控制措施，而应遵循调查与控制并举的处置原则，并在疫情初期尽早落实，同时根据新的疫情调查结果不断优化和调整。

（一）一般措施

1. 病例管理

甲肝病例应进行集中隔离治疗和管理。隔离期为从发病日起 3 周，可在医院或家中隔离治疗，居家隔离治疗的，乡（镇）卫生院和村医应定期开展上门治疗服务和随访工作。同时注意对患者居住和活动场所的消毒和其粪便的无害化处理。饮食行业和保育人员中的甲肝患者须痊愈后方可恢复工作。疑似病例未确诊之前，按确诊病例进行隔离。

2. 密切接触者管理

调查人员应找出甲肝病例密切接触者，结合疫情发展趋势评估结果制定相应的管理措施。密切接触者在接触传染期甲肝病例后应进行医学观察，观察期限为最后一次接触后 45 天，在此期间避免与其他易感者接触。

3. 感染控制

县级疾控机构或者乡（镇）卫生院、村医应对患者家庭及污染环境随时进行消毒，注意不同的污染物采用不同的方法进行消毒处理。

疫情暴发期间当地卫生健康主管部门及水源管理部门应加强合作，确保饮用水安全。明确专人负责对水源的消毒，并要进行消毒效果的检测评估。卫生监督部门立即封存和销毁可能或明确引起甲肝暴发的食物。严格执行饮食从业人员的准入制度，同时加强对市场的监管。

医疗机构要进行粪便无害化处理，患者家庭的粪便也要进行消毒处理，避免污染环境。同时，要禁止大型聚餐活动。

4. 加强监测

落实疫情报告制度，暴发地疾控机构与医疗机构加强沟通，使所有责任报告单位、责任报告人都知晓有甲肝暴发疫情发生，及时发现并报告疑似甲肝病例，提高监测的敏感性和及时性。做好暴发地区疑似甲肝病例的主动搜索，如对学校、托幼机构和厂矿企业等集体单位开展晨检，必要时开展病例零报告制度。

5. 风险沟通与健康教育

甲肝暴发疫情可能会引起公众和媒体的广泛关注，暴发期间应做好舆情监测，在负面消息或虚假信息广泛传播之前，及时、主动与媒体沟通，向公众传递正确信息，避免恐慌和误解；使公众积极采取正确的个人防护措施，配合疫情防控工作。要积极开展多种形式的宣传教育活动，教育群众不喝生水，不吃生冷食品，饭前便后勤洗手，保持个人卫生，增强群众自我保护意识。

（二）免疫措施

1. 常规免疫

发生甲肝暴发的地区应针对疫情所暴露出来的问题，加强常规免疫工作，使易感儿童及时、尽早得到保护，减少小年龄易感者的数量。

2. 应急接种

根据疫情暴发的范围，可在暴发点及周围为重点人群接种丙种球蛋白进行被动免疫。由疾控机构提出建议，经卫生健康主管部门申请，县级及以上人民政府决定，向上级卫生健康主管部门备案后，在疾控机构的指导下开展接种工作。

（1）时间：应急接种应尽快开展，越早开展越能有效控制甲肝疫情。在社区内开展应急接种，应在尽可能短的时间（如一个最短潜伏期内）内完成（争取 3 天内接种率达到 85% 以上）。

（2）目标人群：目标人群需要依据人群免疫状况评估、年龄别罹患率等资料综合分析确定。

（3）区域范围：应急接种的区域范围可根据甲肝疫情规模和扩散风险评估结果综合确定。当学校、托幼机构、厂矿企业等集体单位暴发疫情时，应对该集体单位内所有人员的免疫状况进行评估，开展该单位全人群的应急接种或查漏补种。当病例在自然村、居委会等人口较为分散的场所时，应对病例接触者及病例周围易感人群开展应急接种或查漏补种，必要时可跨村（社区）、乡（镇、街道）、县（市、区）开展，并重点关注常规免疫工作比较薄弱、有较多易感儿童的地区。

九、工作总结与评估

最后一例甲肝病例发病后，仍应加强当地暴发疫情的监测工作，再经过一个最长潜伏期（45 天）仍无新的甲肝病例出现可判断为暴发疫情结束。

在现场调查过程中，应及时向上下级进行信息反馈，针对发现的危险因素，免疫规划薄弱地区、薄弱环节提出改进建议，协调相关部门和人力、物力资源，及时落实相关控制措施，短时间内控制疫情规模。在暴发调查过程中应及时向周边地区通报疫情情况，以便及时应对。

在评估过程中，还要注意初步分析与最终结论逻辑关系、病原学病因或流行病学病因是否明确、成本效益分析、经验教训总结及建议，以防类似疫情再次发生。

暴发调查所有原始资料应保存在负责疫情调查处置的疾控机构。

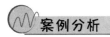 案例分析

一起甲肝暴发疫情的调查处置

一、事情经过

2016 年 12 月，某地疾控机构接到甲肝暴发疫情报告后，立即对该起疫情发生地进行调查，包括查阅县级医疗机构、乡（镇）卫生院的住院和门诊记录，村卫生室就诊记录，并查阅中小学校和幼儿园学生缺勤、晨午检情况，以及村医负责本村村民疑似甲肝病例搜索，并采集病例血标本，检测抗－HAV IgM。采取病例对照研究方法探讨疫情暴发的危险因素，结合卫生学调查情况，采集水源水、生活饮用水和周边环境污染水样本，检测卫生学指标，得出甲肝暴发疫情主要是由饮用水被污染所致，并采取控制措施，有效控制了暴发疫情的蔓延。

二、基本情况

疫情发生在某乡镇，其距离县城城区 60 多千米，交通不便，全镇辖 18 个行政村，共有人口约 4.9 万人，设中学（初中）2 所、小学 19 所。其中，A 小学位于该镇中心地带，距离镇政府约 200 米，全校有学生 1291 人、教职员工 63 人，均不住校，离学校近的学生在家食宿，离学校远的学生星期日晚至星期五中午在该镇上一家私人开设的托管所内食宿。B 中学距离镇政府约 2000 米，全校师生共 1330 人，所有学生星期一至星期五都在学校食宿。自 2016 年 10 月至疫情暴发，该镇降雨量较少，未出现持续下雨的天气。

三、流行病学调查情况

（一）临床症状

通过现场流行病学调查和查阅医院的诊治资料可知，2016 年 11 月 12 日发现首例病例后，直到 2016 年 12 月 20 日出现末例病例报告，此次共报告甲肝确诊病例 44 例，主要以乏力、食欲减退、厌油、恶心、呕吐、腹部不适、腹泻等症状为主。

（二）病例分布

1. 时间分布。

2016 年 11 月 12 日，首例病例出现临床症状，12 月 1 日出现第 2 例病例，然后病例数开始增多，12 月 10 日达到发病高峰，末例病例出现在 12 月 20 日。其中，第 2 例病例与首例病例间隔 19 天，接近甲肝最短潜伏期 15 天；发病高峰与首例病例间隔 28 天，相当于甲肝平均潜伏期 30 天。

2. 人群分布。

44 例病例中，男性 25 例（占 56.82%），女性 19 例（占 43.18%），男女比为 1.32：1。发病者年龄最小 7 岁，最大 52 岁。以 7～11 岁组最多，占 45.45%（20/44），12～17 岁组占 40.91%（18/44），18 岁及以上组占 13.64%（6/44）。小学生占 63.63%（28/44），中学生占 22.73%（10/44），其他人员占 13.64%（6/44）。

3. 空间分布。

44 例病例分布于 A 小学和 B 中学，分别为 28 例（占 63.64%）和 16 例（占 36.36%）。在所有病例中除其中 2 例是兄弟关系、A 小学 2 个班均有 3 例病例及 1 个班有 2 例病例外，其他病例无聚集现象。

4. 免疫史。

此次疫情中只有 3 例病例接种过甲肝疫苗。

（三）食堂与供餐、水源、周边环境及用水情况调查

通过访谈、走访了解 A 小学和 B 中学食堂与供餐、水源、周边环境，以及学校师生用水情况。

（四）饮用水检测情况

该地疾控机构采集 A 小学末梢水 1 份、B 中学饮用水 2 份（山泉水 1 份、末梢水 1 份）、镇自来水厂出厂水 1 份进行检测，除 B 中学山泉水检测结果合格外，A

小学末梢水、B 中学末梢水的总大肠杆菌群、耐热大肠菌群等指标不合格；镇自来水厂出厂水菌落总数、总大肠菌群、耐热大肠菌群等指标均不合格。

（五）设定假设与验证

综合现场调查、疫情特征、临床表现及实验室检测结果，假设本次疫情可能为经水传播为主，并伴有生活接触的甲肝暴发疫情。通过病例对照研究验证假设。

四、处置措施

疫情发生后，该县政府启动了Ⅳ级应急响应，对患者进行住院隔离治疗；组织开展病例搜索与排查；要求学校加强晨午检，做到早发现、早报告；组织开展环境卫生整治，加强学校的生活饮用水和环境消毒；对出现病例的学校师生采血检测抗－HAV IgM，对抗－HAV IgM 阳性者应急接种丙种免疫球蛋白，对抗－HAV IgM 阴性者开展甲肝疫苗应急接种；组织开展健康教育。

五、处置效果

通过落实各项防控措施，于 2016 年 12 月 20 日出现末例病例后，经过一个甲肝最长潜伏期，无新增病例报告，宣告此次疫情终止。

【思考】此次甲肝疫情暴发事件暴露了疫情防控工作的哪些薄弱环节？还应落实哪些防控措施？

1．存在的薄弱环节：

（1）存在免疫空白人群。44 例病例中，仅 3 例接种了甲肝疫苗，没有建立有效的甲肝免疫屏障。

（2）饮用水存在安全隐患。该镇自来水厂没有对出厂水进行消毒就供给学校和居民使用；病例集中的两所学校都没有为学生提供足够的符合卫生条件的饮用水，也没有按要求对自备水井进行消毒和水质检测。

2．还应落实的防控措施：

（1）严格查验预防接种证制度。应切实加强甲肝疫苗的常规免疫工作，提高接种率，消除免疫空白；学校要进一步加强新入托入学查验预防接种证工作，对漏种儿童及时开展疫苗补种，建立有效的免疫屏障。

（2）加强对高发人群的疾病监测。甲肝暴发疫情常是食物或水源性污染所致。学校特别是乡镇中小学，由于饮水卫生条件有限、学校的不良卫生习惯及居住环境差等原因，为甲肝暴发的重点场所。应加强对学校、托幼机构的宣传教育及疾病监测工作。

（3）加强饮用水消毒和水质检测。教育部门、卫生健康主管部门、卫生执法部门及疾控机构要定期开展学校卫生联合督导检查工作，尤其是饮用水和供餐环境的卫生学检测工作。

练习题

一、单选题

1. 《中华人民共和国传染病防治法》将甲肝列为哪类传染病？（　　　　）

　　A. 甲类　　　　　　　　　　　　B. 乙类

　　C. 丙类　　　　　　　　　　　　D. 以上均不对

2. HAV 属于（　　　　）。

　　A. 肠道病毒 70 型　　　　　　　B. 肠道病毒 72 型

　　C. 腺病毒 8 型　　　　　　　　　D. 嗜肝 RNA 病毒属

3. HAV 对什么不敏感？（　　　　）

　　A. 紫外线　　　　B. 氯　　　　C. 甲醛　　　　D. 酸碱

4. HAV 完全灭活对温度、时间的要求是什么？（　　　　）

　　A. 100℃，5 分钟，或者 80℃，1 分钟

　　B. 100℃，1 分钟，或者 100℃，5 分钟

　　C. 80℃，5 分钟，或者 100℃，5 分钟

　　D. 80℃，5 分钟，或者 100℃，1 分钟

5. HAV 能耐受多高温度多长时间？（　　　　）

　　A. 100℃　60 分钟　　　　　　　B. 100℃　30 分钟

　　C. 60℃　30 分钟　　　　　　　　D. 60℃　60 分钟

6. 以下哪项为甲肝的主要传播途径？（　　　　）

　　A. 母婴传播　　　　　　　　　　B. 血液传播

　　C. 呼吸道飞沫传播　　　　　　　D. 粪—口途径传播

7. 以下哪项不是甲肝的主要传染源？（　　　　）

　　A. 甲肝显性感染者（临床患者）

　　B. 甲肝亚临床感染者

C. 甲肝隐性感染者

D. 无甲肝免疫史者

8. 甲肝的潜伏期平均为多久？（　　　）

    A. 3 天   B. 7 天   C. 30 天   D. 70 天

9. 甲肝的流行与以下哪个因素有密切关系？（　　　）

    A. 居住条件   B. 卫生习惯

    C. 受教育程度   D. 以上均是

10. 甲肝患者的隔离期为多久？（　　　）

    A. 发病日起 14 天   B. 发病日起 21 天

    C. 发病日起 30 天   D. 发病日起 45 天

11. 甲肝患者粪便排出 HAV 开始于什么时候？（　　　）

    A. 起病前 1 个月   B. 起病前 2~3 周

    C. 起病前 1 周   D. 临床症状出现时

12. 以下哪项是早期诊断甲肝最简便而可靠的血清学标志？（　　　）

    A. 抗－HAV IgM   B. 抗－HAV IgG

    C. 抗－HBc IgM   D. 抗－HBc IgG

13. 甲肝密切接触者的观察期为最后一次接触甲肝病例后多久？（　　　）

    A. 15 天   B. 30 天   C. 45 天   D. 60 天

14. 儿童感染 HAV 后，以下哪项说法是正确的？（　　　）

    A. 容易发展成慢性   B. 多为隐性感染

    C. 临床症状一般较严重   D. 以上说法均不正确

15. 以下哪项不属于甲肝易感人群？（　　　）

    A. 无甲肝患病史人群

    B. 无甲肝疫苗免疫史人群

    C. 母传抗体已衰减的婴幼儿

    D. 有甲肝疫苗免疫史人群

16. 以下关于甲肝的说法，不正确的是哪项？（　　　）

    A. 少见并发症

    B. 潜伏期为 14~45 天

    C. 易发展为重症

    D. 主要通过粪—口途径传播

17. 在发现甲肝暴发疫情或接到甲肝暴发疫情报告后，县级疾控机构应在多少小时内派出专业人员到达疫情地开展调查处置工作，并将调查处置情况向

同级卫生健康主管部门和上级疾控机构报告？（　　　　）

    A. 12 小时　　　　B. 6 小时　　　　C. 24 小时　　　　D. 15 小时

18. 县级疾控机构到达甲肝暴发疫情现场后，需采集多少例疑似病例血标本送检及进行卫生学调查、相关指标检测，根据发病情况初步对该起疫情做出判断，并采取相关措施？（　　　　）

    A. 3～5 例   B. 5～7 例

    C. 5～10 例   D. 10～15 例

19. 进行个案调查时，需对病例发病前多少天的活动、接触人群、饮用水源和饮食等方面的情况进行重点调查？（　　　　）

    A. 5～45 天   B. 5～30 天

    C. 10～45 天   D. 10～30 天

20. 完成甲肝暴发疫情病例的个案调查后，应在 24 小时内形成初次报告上报（　　　　）。

    A. 同级卫生健康主管部门和上级疾控机构

    B. 上级卫生健康主管部门和上级疾控机构

    C. 同级卫生健康主管部门和同级疾控机构

    D. 上级卫生健康主管部门和同级疾控机构

21. 甲肝疫情暴发后的应急接种，应争取 3 天内接种率达到多少以上？（　　　　）

    A. 95％   B. 90％   C. 85％   D. 80％

22. 最后一例甲肝病例发病后，再经过多久仍无新的甲肝病例出现，可判断为暴发结束？（　　　　）

    A. 1 个最短潜伏期   B. 1 个最长潜伏期

    C. 2 个最短潜伏期   D. 2 个最长潜伏期

23. 关于 HAV 的叙述，下列哪项是错误的？（　　　　）

    A. 形态结构与肠道病毒相似   B. 经粪—口途径传播

    C. 只有一个血清型   D. 感染易转变成慢性

二、多选题

1. 以下关于甲肝的流行特征的描述，正确的有哪些？（　　　　）

    A. 易发生水型暴发

    B. 易发生食物型暴发

    C. 主要感染对象为成人

    D. 在甲肝疫苗普及的地区，季节高峰不明显

2. 以下关于甲肝和乙肝的说法，错误的有哪些?（　　　）

　　A. 甲肝不会引起慢性肝病

　　B. 乙肝不会引起慢性肝病

　　C. 甲肝和乙肝都不会引起慢性肝病

　　D. 甲肝和乙肝都会引起慢性肝病

3. 以下关于甲肝的说法，正确的有哪些?（　　　）

　　A. 人群对 HAV 普遍易感

　　B. 病毒感染后人体可获得持久的免疫力

　　C. 目前尚未发现 HAV 慢性携带者

　　D. HAV 慢性携带者是甲肝的主要传染源

4. 目前，我国甲肝的免疫策略主要有哪些?（　　　）

　　A. 以儿童常规免疫为主

　　B. 以免疫高危人群、控制流行为主

　　C. 仅用于甲肝流行地区的儿童及高危人群

　　D. 仅用于甲肝周期性暴发地区的儿童及高危人群

5. 以下关于甲肝的流行特征，说法正确的有哪些?（　　　）

　　A. 患病后人体可获得持久免疫力

　　B. 多为散发，一年四季均见发生，但以第一季度发病多见

　　C. 水源和食物污染可造成暴发流行或集体发病

　　D. 主要感染对象为成人

6. 急性黄疸型肝炎的临床经过可分为（　　　）

　　A. 黄疸前期　　　　B. 黄疸期　　　　C. 黄疸后期　　　　D. 恢复期

7. 甲肝临床分为哪几种?（　　　）

　　A. 急性黄疸型肝炎　　　　　　　　B. 急性无黄疸型肝炎

　　C. 亚临床型肝炎　　　　　　　　　D. 急性重型肝炎

8. 以下关于甲肝暴发疫情的核实的说法，正确的有哪些?（　　　）

　　A. 县级疾控机构到达现场后，首先了解疑似病例的发病与就诊情况，结合临床表现、流行病学史等特征

　　B. 在疫情早期采集 5~10 例疑似病例血标本送检

　　C. 根据发病情况初步对疫情做出判断，并采取相关措施

　　D. 对相应医疗机构及附近学校（含托幼机构）开展甲肝病例/疑似病例的回顾性搜索

9. 甲肝的传染源包括哪些?（　　　）

A.　甲肝急性期患者

B.　甲肝隐性感染者

C.　罹患过甲肝，现已康复的人群

D.　无甲肝疫苗免疫史的人群

10.　开展甲肝病例个案调查时，需对首例病例和指示病例发病前 5~45 天的哪些情况进行重点调查？（　　　　）

A.　活动　　　　　B.　接触人群　　　　C.　饮用水源　　　　D.　饮食

11.　以下关于甲肝疫情流行病学特征分析的说法，正确的有哪些？（　　　　）

A.　按照时间分布、地区分布、人群分布等对疫情特点进行描述，确定暴发的范围和严重程度，寻找可能的危险因素和暴发的原因线索等

B.　时间分布主要描述疫情发生的时间范围、首例病例和末例病例发病时间、采取控制措施的时间及疫情进展

C.　地区分布主要描述病例在发病地区的分布，甄别疫情控制重点地区

D.　人群分布主要描述病例年龄、性别、职业等人口学特征，以及流动性、免疫史等特点，判断疫情控制重点人群

12.　以下关于甲肝病例管理的说法，正确的有哪些？（　　　　）

A.　甲肝病例应进行隔离治疗和管理

B.　隔离期为从发病日起 3 周，可在医院或家中隔离治疗

C.　注意对患者居住和活动场所的消毒和其粪便的无害化处理

D.　疑似病例未确诊之前，按确诊病例进行管理

13.　以下关于甲肝病例密切接触者的管理的说法，正确的有哪些？（　　　　）

A.　密切接触者是指与病例共同生活者、居住者、护理者，直接接触患者的医务人员或接触患者污染物品的人员

B.　调查人员应找出甲肝病例的密切接触者，结合疫情发展趋势评估结果制定相应的管理措施

C.　密切接触者在接触传染期甲肝病例后应进行医学观察

D.　密切接触者观察期限为最后一次接触后 45 天，在此期间避免与其他易感者接触

14.　以下关于甲肝疫情处置的说法，正确的有哪些？（　　　　）

A.　包括一般措施和免疫措施

B.　对病例进行隔离管理

C.　对病例家中和其他被污染的环境进行消毒

D.　加强监测，及时发现并报告疑似甲肝病例，做好暴发地区疑似病例的

主动搜索

15. 以下关于甲肝疫情的应急接种的说法，正确的有哪些？（   ）

    A. 根据疫情暴发的范围，可在暴发点及周围开展重点人群应急接种

    B. 尽快开展应急接种，越早开展越能有效控制甲肝疫情

    C. 接种的目标人群需要依据人群免疫状况评估、年龄别罹患率等资料综合分析确定

    D. 当病例在自然村、居委会等人口较为分散的场所时，应对病例接触者及病例周围易感人群开展应急接种或查漏补种

三、填空题

1. 甲肝主要经_____途径传播。

2. 甲肝的传染源为_____和_____。

3. 甲肝_____病毒携带状态。

4. HAV 感染早期诊断的主要血清学指标为_____。

5. HAV 对外界抵抗力_____。

6. HAV 耐_____。

7. HAV 能耐受_____℃ _____分钟，_____℃ _____分钟或_____℃ _____分钟才能完全使之灭活。

8. HAV 对_____、_____、_____等敏感。

9. 甲肝临床分为_____、_____、_____和_____。

10. 急性黄疸型肝炎的临床经过可分为_____、_____和_____。

11. 县级疾控机构到达甲肝疫情现场后，需采集_____例疑似病例血标本送检，进行卫生学调查及相关指标检测，根据发病情况初步对该起疫情做出判断，并采取相关措施。

12. 在发现甲肝暴发疫情或接到甲肝暴发疫情报告后，县级疾控机构应在_____小时内派出专业人员到达疫情地开展调查处置工作，并将调查处置情况向同级卫生健康主管部门和上级疾控机构报告。

13. 进行个案调查时，需对首例病例和指示病例发病前_____天的活动、接触人群、饮用水源和饮食等方面的情况进行重点调查。

14. 完成甲肝暴发疫情病例的个案调查后，应在 24 小时内形成初次报告上报_____和_____。

15. 密切接触者在接触传染期甲肝病例后应立即进行医学观察，密切接触者观察期限为最后一次接触后_____天，在此期间避免与其他易感者接触

四、简答题

1. 如何防止 HAV 的传播?

2. 简述甲肝的传播途径。

第八章 流行性脑脊髓膜炎

培训目标

1. 疾控机构专业技术人员需掌握流行性脑脊髓膜炎（以下简称"流脑"）传染源、传播途径、易感人群、流行概况和疫情处置工作的相关要求。

2. 预防接种门诊专业技术人员需了解流脑的相关知识，并能运用于预防接种咨询。

培训要点

1. 流脑的传染源、传播途径、易感人群、流行概况及临床表现。

2. 流脑突发公共卫生事件处置。

第一节 基础理论

流脑（epidemic cerebrospinal meningitis）是由脑膜炎奈瑟菌（*Neisseria meningitidis*，Nm）感染引起的急性化脓性脑膜炎，在我国属于法定乙类传染病。

一、病原学

脑膜炎奈瑟菌属奈瑟菌属，为革兰染色阴性的专性需氧双球菌，外观呈肾形或豆形，有荚膜和菌毛，无鞭毛及芽孢，在普通培养基上不易生长，但在37℃环境下的血琼脂或巧克力培养基上生长良好。

根据脑膜炎奈瑟菌表面特异性荚膜多糖抗原，可将其分为 A、B、C、H、I、K、L、X、Y、Z、E、W 等 12 个血清群，其中 A、B、C、W、X 和 Y 是常见的引起流脑的 6 种血清群。

脑膜炎奈瑟菌对外界环境抵抗力弱，对高温、干燥、日光、紫外线、寒冷及一般消毒剂均敏感，在体外环境中能产生自溶酶，超过 48 小时即死亡。

二、流行病学

（一）传染源

带菌者和流脑患者为流脑的主要传染源。流脑的隐性感染率高，感染后细菌寄生于人体的鼻咽部，流行期间人群的带菌率可达到 20%～70%，此外带菌者无任何症状，不易被发现，因此，带菌者作为本病传染源的意义比流脑患者更为重要。

（二）传播途径

脑膜炎奈瑟菌主要通过呼吸道飞沫或呼吸道分泌物在人与人之间传播。因脑膜炎奈瑟菌对外界环境抵抗能力弱，间接传播的概率很小，但如喂奶、同睡等密切接触行为是造成婴幼儿发病的主要原因之一。

（三）易感人群

人群对流脑普遍易感，但绝大多数为隐性感染者，仅有 1%～2% 的感染者会表现出典型的流脑症状。新生儿能从母体处获得保护性抗体，故很少发病，但随时间推移保护性抗体逐渐减少，一般在 6～24 月龄时降至最低水平，故流脑在 5 岁以下儿童尤其是 6～24 月龄的婴幼儿中发病率最高。人感染后可获得持久免疫力。

（四）流行特征

全球各地均有散发的流脑报告病例，全球平均年发病率在 1/10 万～10/10 万之间。在流行地区，如非洲撒哈拉沙漠以南的"脑膜炎带"国家，流行期间发病率可达100/10 万～500/10 万。但随着流脑多糖疫苗的大规模使用，流脑的全球平均年发病率呈下降趋势，但全球流脑不同血清群呈明显变迁和多血清群流行的趋势，给流脑的防控工作带来了新的挑战。

我国也曾是流脑高发国家之一，曾先后多次出现全国性的流脑大流行，在 20 世纪 70 年代全国流脑发病率一度到达 403/10 万，病死率 5.5%。1985 年实施 A 群流脑疫苗普种措施后，流脑发病率逐年下降。1990 年后发病率一直维持在 1/10 万以下，目前我国已成为流脑的低流行地区。但近年来，我国部分地区健康人群流脑带菌水平有所上升，在全国范围内流脑血清群分布呈现多元化，B 群、不可分群等流脑病例较多，A 群、C 群流脑病例总体呈减少趋势，W135 群、Y 群流脑病例散发且呈增加趋势。

三、临床表现

流脑潜伏期一般为 2～3 天，最短数小时，最长 10 天。

（一）分型

根据临床表现不同，流脑可分为以下各型。

1. 普通型

最常见的类型，占所有病例的 90% 以上。

（1）前驱期（上呼吸道感染期）：主要以发热、咳嗽、咽痛和鼻塞等上呼吸道感染症状为主。因发病急、进展快，故仅部分病例有此期表现。

（2）脓毒血症期：突发性高热（体温迅速升高至 40℃ 左右）、畏寒，伴有头痛、呕吐、肌肉酸痛、乏力及神志淡漠等脓毒血症表现。婴幼儿常有哭闹、拒食、皮肤过敏及惊厥表现。大部分患者会出现皮肤黏膜的淤点和淤斑，常见于四肢，大小在 1~20mm 不等，初为鲜红色，迅速增多并融合，导致中央呈紫红色坏死或大疱。持续 1~2 天后进入脑膜炎期。

（3）脑膜炎期：除脓毒血症期的高热、淤点、淤斑等中毒症状外，主要表现为剧烈头痛、喷射状呕吐、脑膜刺激征阳性，重者可有谵妄、昏迷伴有抽搐表现。婴幼儿由于囟门未闭，故脑膜刺激征不明显，临床症状不典型，以咳嗽、拒食、呕吐、烦躁、啼哭不安、惊厥、腹泻为主要表现。通常情况下经过治疗后，2~5 天内进入恢复期。

（4）恢复期：体温恢复至正常水平，皮肤上的淤点、淤斑逐渐消失，大淤斑形成溃疡，随后结痂愈合。意识及精神状态改善，神经系统检查均示恢复正常。约有 10% 的患者会出现口周疱疹，一般在 1~3 周内痊愈。

2. 暴发型

起病急，发展迅速，如救治不及时，发病 6~24 小时内危及生命；多见于儿童，婴幼儿病死率可达 50% 以上，预后差；分为休克型、脑膜炎型和混合型。

3. 轻型

常发生于流脑流行后期，症状轻微，以低热、轻微的头痛及咽痛等上呼吸道感染症状为主要表现；皮肤黏膜可有细小出血点导致的淤点，少见淤斑；脑膜刺激征阴性，脑脊液无变化或有轻度炎症，菌落培养可发现脑膜炎奈瑟菌。

4. 慢性败血症型

少见，以成年患者居多，病程较长，一般在数周至数月；以间歇性的发冷、发热、每次发作后常出现皮疹或淤点为主要表现，常伴有关节疼痛，少部分患者脾大；血液白细胞增多，血液培养阳性。

（二）并发症及后遗症

婴幼儿较易合并脑室膜炎、硬膜下积液和脑积水等。后遗症多为耳聋（单侧居多）、失明、眼球动眼神经麻痹、偏瘫或截瘫、智力及精神异常。

第二节　疫情处置

本节疫情处置参考《全国流行性脑脊髓膜炎监测方案》《卫生应急工作手册》

和《国家突发公共卫生事件相关信息报告管理工作规范（试行版）》编写。

一、突发公共卫生事件

（一）报告

《国家突发公共卫生事件相关信息报告管理工作规范（试行版）》规定，"3 天内，同一学校、幼儿园、自然村寨、社区、建筑工地等集体单位发生 3 例及以上流脑病例，或者有 2 例及以上死亡"即可确定为突发公共卫生事件。《国家突发公共卫生事件相关信息报告管理工作规范（试行版）》要求，在"突发公共卫生事件报告管理信息系统"开展流脑疫情的相关信息报告工作。

（二）事件分级

《卫生应急工作手册》规定，根据突发公共卫生事件性质、危害程度、涉及范围，将流脑突发公共卫生事件划分为重大（Ⅱ级）、较大（Ⅲ级）和一般（Ⅳ级）三级。

重大突发公共卫生事件（Ⅱ级）：流脑疫情波及 2 个以上县（市、区），1 周内发病水平超过前 5 年同期平均发病水平 2 倍以上。

较大突发公共卫生事件（Ⅲ级）：1 周内在 1 个县（市、区）行政区域内，流脑发病水平超过前 5 年同期平均发病水平 1 倍以上。

一般突发公共卫生事件（Ⅳ级）：由县级人民政府卫生健康主管部门以上认定。

（三）分级响应

地方各级人民政府卫生行政部门依照职责和《国家突发公共卫生事件应急预案》的规定，在本级人民政府统一领导下，负责组织、协调本行政区域内突发公共卫生事件应急处理工作，并根据突发公共卫生事件应急处理工作的实际需要，向本级人民政府提出成立地方突发公共卫生事件应急指挥部的建议。突发公共卫生事件响应模式分为四级，响应级别从高到低次为Ⅰ级、Ⅱ级、Ⅲ级和Ⅳ级，分别由国家、省、市、县级政府组织处置。

二、突发公共卫生事件处置措施

（一）疫情核实

了解病例的发病与就诊经过，包括主要临床症状、医疗救治情况（特别是抗生素使用情况）等，尽快核实病例诊断和分类，结合临床表现和流行病学调查结果，判断是否为流脑疫情。

（二）病例搜索

开展疫情现场调查时，应回顾性搜索调查疫情所在地及周边地区近期所有的流脑疑似病例。

对疫情发生地所有医疗机构、学校与托幼机构等开展疑似病例、临床诊断病例和确诊病例的主动搜索。

1. 疑似病例

以首例病例发病时间为准，向前推 2~3 个最长潜伏期，该地某年龄段儿童中出现发热、头痛、呕吐、脑膜刺激征等症状者，实验室检查示末梢血白细胞总数、中性粒细胞计数明显增加；或脑脊液外观呈浑浊米汤样或脓样，白细胞总数明显增高，并以多核细胞计数增高为主，糖及氯化物明显减少，蛋白含量升高；颅压增高。

2. 临床诊断病例

该地疑似病例中皮肤、黏膜出现淤点或淤斑者。

3. 确诊病例

疑似或临床诊断基础上，具有下述任一项者。

（1）病原学：淤点（斑）组织液、脑脊液涂片，可见革兰染色阴性肾形双球菌；或脑脊液或血液培养脑膜炎奈瑟菌阳性；或检测到脑膜炎奈瑟菌特异性核酸片段。

（2）免疫学：急性期脑脊液、血液检测到脑膜炎奈瑟菌特异性荚膜多糖抗原；或恢复期（1~3 周内）血清流脑特异性抗体效价较急性期呈 4 倍或 4 倍以上升高。

（三）流行病学调查

对所有的病例、家庭及其周围环境进行流行病学调查，目的是找到传染源、传播途径、暴露高危因素等，查明病因，以便及时采取措施，防止疫情扩散。

1. 病例调查

县级疾控机构应在接到报告 24 小时内，完成对病例的个案调查，调查具体内容包括病例的年龄、性别、职业、单位、家庭住址、发病经过和就诊情况、临床表现、实验室检查结果、诊断和转归情况、疫苗接种史、个人暴露史、密切接触者情况等，以及该病在当地的既往发病情况，周围地区或附近单位当前或既往是否有类似病例出现等，并填写个案调查表。

2. 密切接触者调查

密切接触者是指与病例在其发病前 7 天或发病后有共同生活、工作和学习史，或与病例有近距离接触的人员。要对密切接触者相关信息进行登记。

3. 人群免疫史调查

调查人群免疫史的目的是分析疫情发生的原因，评估流脑疫苗常规免疫情况。结合疫情流行病学调查人群分布情况，对重点人群 A 群、A 群 C 群和 ACYW135 群流脑疫苗接种率进行快速评估。

4. 标本采集、运送和实验室检测

（1）标本采集。

尽快采集病例的脑脊液标本、血标本、淤点（斑）组织液标本进行病原菌培养分离，标本要尽可能在使用抗生素治疗前采集，即使使用了抗生素也要采集；对密切接触者和健康人群采集咽拭子标本进行带菌率调查。

①脑脊液标本：采集 1mL 脑脊液，进行涂片检测、培养分离、抗原检测和核酸检测。

②血标本：抽取全血 4mL，其中一部分用于分离血清，−20℃保存准备检测抗体，其余用于病原菌培养分离、核酸检测。

③淤点（斑）组织液标本：选皮肤上的新鲜淤点（斑），消毒后用无菌针头挑破，挤出组织液，涂片镜检。

有条件的医疗机构要分别采集 2 份脑脊液标本和血标本。其中 1 份供自行检测用，应开展涂片检测、病原菌培养分离、抗原检测、抗体检测和核酸检测；另 1 份由疾控机构检测。不能进行上述检测的医疗机构只需采集 1 份标本。门诊及病房采集的标本应转送至本院检测科或化验室妥善保存，并立即报告辖区县级疾控机构，联系转运标本。

（2）标本运送。

脑膜炎奈瑟菌对温度较为敏感，避免标本暴露于阳光、高温或寒冷的环境，温度过低或过高均可导致脑膜炎奈瑟菌死亡。在运送标本或培养物时，应保持标本或培养物处于 25～35℃之间，不能低温运送（用于检测抗体和核酸的标本除外）。所有标本都应注意相应的生物安全要求，置于坚固、防水、密闭、耐压的转运箱中，专人送往实验室。

（3）实验室检测。

县级疾控机构有条件进行病原菌分离培养和核酸检测的，可由县级实验室负责检测，无条件的 24 小时内及时送至市级疾控机构。市级疾控机构收到标本后，进行核酸检测和病原菌分离培养；收到急性期和恢复期血清后，进行血清抗体测定。收到标本 7 天内完成标本检测，并将检测结果、分离的菌株于 48 小时内送至省级疾控机构，并填写流脑菌株送检登记表。

各县（市、区）疾控机构要及时将检测结果填入个案调查表，并通过网络直报。同时及时逐级反馈检测结果，县级疾控机构收到上级疾控机构检测结果后，应及时将结果反馈送检的医疗机构。

（四）流行病学特征描述

1. 制作病例信息一览表

调查核实所有病例后，将收集到的病例信息列成一览表，以便进一步计算病例数和相关信息。

2. 描述三间分布和免疫状况

（1）时间分布：用直方图，从中可以发现大致的感染时间，推算出最长潜伏期、最短潜伏期、平均潜伏期，推导感染日期。

（2）地点分布：用散点地图或其他图形，有助于建立暴露地点的假设。

（3）人群分布：根据病例发病年龄、性别、职业等，发现病例与其他人群的不同，查找高危人群、其他潜在危险因素并建立传染源、传播方式、传播速度的假设。

（4）免疫状况：分析流脑疫苗接种率，判定易感人群积累情况。

（五）传播风险评估

根据病例临床表现、检查结果、三间分布的特征、病例访谈、现场环境观察等形成假设，初步判定可能的危险因素来源、传播方式和媒介、引起疾病的特殊暴露因素、高危人群等。并具备以下特征：合理性、被调查中的事实支持（包括流行病学、实验室检查和临床特点）、能够解释大多数病例。

采用分析流行病学使用的方法（病例对照、队列研究）描述流行病学所形成的假设。应用比值比、相对危险度对暴露和疾病之间的关联程度进行评价。

根据流行季节、传播方式、易感人群状况、人员流动、发病时间、发病人数等情况，判定疫情处于初始、上升或下降趋势中。

（六）疫情控制

1. 控制传染源

所有病例住院隔离治疗，隔离至症状消失后 3 天，一般不少于 7 天，以防止疫情扩散。

2. 保护易感人群

（1）对密切接触者进行医学观察：对所有的密切接触者在其预防性服药前采集咽拭子标本，以分离脑膜炎奈瑟菌，同时对密切接触者进行医学观察随访 7 天（自最后接触日算起），期间可不限制其活动，但要告知其尽量减少与他人接触，一旦出现突然寒战、高热、恶心、呕吐、流涕、鼻塞、咽痛、全身疼痛、头痛等症状，要主动报告，及时就诊。由密切接触者所在地村医、校医、社区卫生服务站医务人员等负责医学观察工作。

（2）预防性服药：一定要选用药敏试验好的抗生素，如环丙沙星、利福平、头孢曲松钠等，同时注意副作用的监测与处理。

（3）应急接种或查漏补种：根据疫情情况，结合既往接种情况对重点人群开展应急接种或查漏补种，并确定接种对象、接种时间和接种范围等。当针对流脑疫情开展应急接种时，应根据引起疫情的菌群和流行病学特征，选择相应种类流脑疫苗。

3. 切断传播途径

对人员密集的封闭场所，如教室、寝室、图书馆等认真做好随时消毒和终末消毒，用含氯制剂进行喷洒消毒，定期开窗通风，每天不少于 3 次，每次不少于 30 分钟。对物体表面可用适当浓度含氯制剂擦拭消毒，每天 1 次，做好消毒记录，并上报消毒情况。

4. 加强监测

（1）日报告和"零病例"报告。

县级疾控机构要指导各级医疗机构开展日报告和"零病例"报告，即医院每天向辖区县级疾控机构汇总报告所发现的不明原因的突然发热、头痛或（和）出现淤点（斑）等症状的病例，如果未发现相关病例，则实行"零病例"报告。末例病例发病 10 天后，没有出现续发疑似流脑病例可停止日报告和"零病例"报告。

（2）主动监测与主动搜索。

县级疾控机构要根据疫情发展情况确定监测范围和时限，开展主动监测工作，并定期到医疗机构核查门诊日志、入院记录，搜索疑似流脑病例。定期到发生疫情的学校、集中用工场所开展病例主动搜索，必要时到社区开展病例主动搜索。发现漏报病例，及时补报，并追踪调查。

（3）学校、托幼机构、工地等集体单位的监测。

发生疫情的学校和托幼机构要在县级疾控机构指导下开展晨检、午检或晚检，每日对学生因病缺课情况进行排查。各级疾控机构要定期到辖区学校、托幼机构检查晨检措施落实情况，并进行相关流行病学分析，提出防控建议。

发生疫情的工地和其他集体单位，要在县级疾控机构协助下制定人员进出登记制度，掌握本单位人员流动情况，对人员的健康状况开展监测。

5. 开展健康教育

充分利用各种媒体开展多种形式的健康教育工作，向群众广泛开展流脑相关知识的教育普及，提高群众的自我防病能力和主动就医意识；疾控机构及医疗机构应指导群众在流脑流行季节注意家庭室内清洁卫生，保持室内空气流通，养成良好的卫生习惯，不接触疑似流脑的病例，当出现类似流脑症状应及时就医，加强防范意识。

6. 检查防控措施的落实进展和效果评估

要对病例的救治、隔离、消毒、接种等措施的落实情况进行检查和效果评估，特别是督促疫苗的接种进度，并开展接种率快速评估。对新出现的病例，要进行原因分析，查找薄弱环节，落实整改措施。

（七）疫情评估与总结

按照《全国流行性脑脊髓膜炎监测方案》中末例病例发病 10 天后，没有出现续发疑似流脑病例可停止日报告和"零病例"报告的标准，由相应级别的卫生健康主管部门组织专家进行分析论证，提出终止应急响应建议，报同级人民政府或应急指挥部批准后实施。负责调查处置的疾控机构应及时撰写调查报告，调查报告可分为初次报告、进展报告和最终报告，根据不同疫情规模和情况进行报告。

事件调查的所有原始资料应保存在负责疫情调查处置的疾控机构。

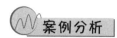

案例一 某县一起流脑疫情的调查处置

一、事件经过

2013年11月5日15：40，某市疾控机构传染病管理人员在中国疾病预防控制信息系统进行传染病报告卡审核时发现，某医院网络报告某县A中学3例临床诊断流脑病例，其中死亡1例。而后该医院又分别于2013年11月13日、11月21日、11月29日报告该县3例临床诊断流脑病例。截至2013年12月12日，该县共报告6例临床诊断流脑病例，其中死亡1例。

二、基本情况

经调查，该起疫情发生在该县三所学校，分别为A中学、B中学和C小学（含幼儿园）。A中学位于该县某镇镇中心街道，为半寄宿制学校，有班级16个，学生847人，教职工44人，其中住校生572人、走读生275人；B中学位于该县县城，为半寄宿制学校，有班级37个，学生1722人，教职工120人，其中住校生1199人、走读生523人；C小学距该镇约5公里，有小学7个班级、幼儿园2个班级，学生530人。

三、流行病学调查情况

（一）病例情况

首例病例吴某，女，12岁，A中学初一5班住校生。2013年10月31日出现高热、意识障碍、全身淤点（斑）症状。2013年11月1日10：00吴某到镇卫生院就诊，接诊医师见其病情严重，给予安乃近注射后立即将其转送至上级医院（某医学院附属医院）治疗。入院查体：体温39℃，全身皮肤有淤点（斑），意识障碍，脑膜刺激征阴性。血常规检测：白细胞总数 $3.38 \times 10^9/L$，中性粒细胞2.12%。入院诊断为败血症，于当晚19：30经抢救无效死亡。此后，A中学初一6班学生周某、初一5班学生王某、初一3班学生邓某，C小学三年级1班学生牟某，B 中学初二 1 班学生张某相继到该院就诊。

该院分别于 2013 年 11 月 5 日（3 例）、11 月 13 日（1 例）、11 月 21 日（1 例）和 11 月 29 日（1 例）上报传染病报告卡。

（二）病例分布

1. 时间分布：2013 年 10 月 31 日、11 月 2 日、11 月 3 日、11 月 10 日、11 月 20 日、11 月 27 日各 1 例。

2. 人群分布：男性 5 例，占 83.33%；女性 1 例，占 16.67%。年龄中位数为 13 岁，其中最小 9 岁，最大 14 岁。初中生 5 例，占 83.33%；小学生 1 例，占 16.67%。

3. 空间分布：首发地 A 中学 4 例，罹患率 0.47%；B 中学 1 例，罹患率 0.06%；C 小学 1 例，罹患率 0.19%。

（三）外出史及接触史

所有病例发病前 3 周均在学校上课，无外出史，家中也无外来人员。首例病例自述无与同类病例接触史。

（四）免疫史

除 1 例 14 岁病例于 2007 年 6 月 26 日接种 1 剂 A 群 C 群流脑疫苗外，其余 5 例均为 A 群 C 群流脑疫苗免疫空白人群。由于流脑疫苗于 2007 年才纳入国家免疫规划程序，按出生队列计算，截至 2013 年 12 月 11 日，估计该镇有 6 月龄至 14 岁流脑易感儿童约 1370 人。

（五）实验室检测

所有病例的急性期和恢复期血清均送省疾控中心实验室进行抗体检测，5 例病例的 C 群脑膜炎奈瑟菌抗体滴度在恢复期较急性期均呈 4 倍以上升高（最高为 1：512，最低为 1：16）。

采集密切接触者咽拭子 193 份，其中 A 中学 92 份，培养革兰染色阴性球菌阳性 9 份，阳性率 9.78%；B 中学 91 份，C 小学 10 份，结果均为阴性。县疾控机构将培养出的阳性标本 9 份冷藏运送至市疾控机构实验室，但由于标本冷藏运送，无法再次增菌培养。

2014 年 3 月 3 日省疾控中心在 A 中学和 B 中学采集 120 份健康学生咽拭子开展流脑带菌率监测，检出脑膜炎奈瑟菌 C 群 1 人、B 群 2 人。

四、传播风险评估

（一）传染源评估

自 2010 年后，全市无流脑病例报告。疫情发生县自 2006 年某镇发生 2 例学生流脑病例（年龄为 15 岁和 13 岁）以来无流脑病例报告。该镇虽然流动人口多，但未找到明确的传染源。

（二）接种率分析

截至 2013 年 12 月 11 日，该镇 15 岁以下儿童 4200 余人，2011 年近 1100 人接种四价流脑疫苗。由于流脑疫苗于 2007 年才纳入国家免疫规划程序，目前就读的初中生、小学高年级学生属于非扩大免疫对象，流脑疫苗接种史不详，这部分儿童发生流脑的风险较高。根据接种卡、证记录，2005 年以来出生的儿童流脑疫苗接种率较高（90% 以上）。

（三）常规免疫接种率分析

当地易感者累积到一个出生队列人数时，一旦有病例发生或输入，流脑就容易在该人群中传播扩散，发生疫情。据初步估计，截至 2013 年 12 月 11 日，该镇有 6 月龄至 14 岁易感儿童约 1370 人（按每个出生队列 300 人、疫苗效力 90%、2002—2012 年实际接种率 85%、1998—2001 年实际接种率 50% 计算）。同一出生队列中易感者积累数远远超过一个出生队列人数。

同一出生队列中易感者积累数

$$＝当地当年出生人口数×（1－常规免疫实际接种率×疫苗效力）$$

（四）疫情发展趋势评估

由于流脑潜伏期短，传播途径（呼吸道）易实现，冬春季正值流脑流行季节，疫情正处于上升通道中，所以近 1 周内还可能发生新发病例。随着防控措施的进一步落实，15 岁以下儿童在 2013 年 11 月 15 日后再出现新发病例的可能性较小。

五、处置措施

（一）控制传染源

（1）病例管理：所有病例均在医院隔离治疗，除 1 例死亡外，其余 5 例病例均经治疗痊愈出院，隔离时间均超过 7 天。

（2）密切接触者管理：对 300 余名密切接触者每日进行 2 次医学观察，随访 7

天未发现病例。

（二）保护易感人群

（1）在县人民医院的指导下，由当地卫生院落实密切接触者预防性服药，共计预防性服药 2253 人。

（2）在全县范围内对 6 月龄至 15 岁儿童实施流脑疫苗查漏补种，截至 2013 年 12 月 11 日全县共补种 64455 人，补种率达 97.24%（64455/66286）。市级疾控机构对 27 个乡镇适龄儿童流脑疫苗接种率进行快速评估，共抽查 870 人，应种儿童 831 人，实种 780 人，接种率为 93.86%。

（三）开展消毒工作

（1）随时消毒：自报告发病日起对教室、寝室等室内外场所及物品开展每日 2 次连续消毒，并保持开窗通风。截至 2013 年 12 月 11 日共消毒 28 万余平方米。

（2）终末消毒：在县级疾控机构的指导下对学校疫点和 6 名病例住家环境进行了终末消毒。

（四）开展主动搜索和加强监测

积极开展主动搜索，在全县范围内对学校晨检和医疗机构发热患者进行追踪排查，实行日报告和"零病例"报告。截至 2013 年 12 月 11 日学校晨检追踪发热学生 2467 人次，医疗机构收治发热病例 1818 人次，经排查未发现相关病例。

（五）开展健康教育

利用散发宣传单、板报等多种形式开展流脑防治知识的健康教育。截至 2013 年 12 月 11 日，共举办专栏 108 期，发放宣传单 150000 余份，开展健康教育课 126 次。

（六）加强信息交流，落实联防联控措施

及时将疫情在全市进行通报，疫点周边县（区）积极开展病例主动搜索和流脑疫苗查漏补种等活动。与媒体积极沟通，做好新闻宣传工作，维持社会稳定。

（七）疫情处置结果

对本次疫情最后一例病例自发病日起实施隔离 14 天以来无续发病例发生，且相关防控措施已得到有效落实，符合《全国流行性脑脊髓膜炎监测方案》中"最后一例病例发病 10 天后，没有出现续发疑似流脑病例可停止日报告和'零病例'报告"的标准，达到了预期的防控效果，疫情得到有效控制，学校于 2013 年 12 月 13 日恢复正常教学秩序，实行传染病常态化监测管理。

【思考】此次流脑疫情暴露了该地在流脑防控工作中存在的哪些问题？还应落实哪些防控措施？

1. 存在的问题。

（1）县级疾控机构传染病管理人员监测敏感性不高，处置不及时。2013年11月5日，医疗机构报告3例流脑临床诊断病例，该信息由市级疾控机构传染病管理人员发现并报告，县级疾控机构传染病管理人员未及时发现和报告。

（2）突发公共卫生事件处置不规范。按《国家突发公共卫生事件相关信息报告管理工作规范（试行版)》的要求，本次流脑疫情已经达到突发公共卫生事件报告标准，但当地政府未按突发公共卫生事件进行报告。

（3）医疗机构监测敏感性不高。该县于2007年后无流脑病例报告，当地临床医师不能及时识别和诊断，存在诊断延迟和报告不及时等情况。

（4）当地存在免疫空白人群。据调查评估，该镇有6月龄至14岁易感儿童约1370人，且6例病例中仅有1例14岁儿童在2007年6月接种过一剂A群C群流脑疫苗，说明当地存在免疫空白人群。

（5）标本运送不规范。县级疾控机构培养出革兰染色阴性球菌阳性标本9份，送市级疾控机构实验室时未保温运送，而是冷藏运送（送标本人员为一名刚入职人员，未经培训），结果送上来的标本无法再次增菌培养。

（6）疫情发展趋势评估不全面，未将当地人群易感性分析结果和免疫情况纳入评估。

2. 还应落实的防控措施。

（1）切实加强流脑疫苗免疫接种，提高接种率。接种单位应切实加强流脑疫苗常规免疫接种工作，提高适龄儿童的基础免疫和加强免疫的接种率。落实入托入学儿童预防接种证查验和疫苗补种工作，补种率达到90％以上要求。

（2）医疗机构应加强医务人员流脑相关知识的培训，提高临床诊断水平，及时对不明原因的具有突然发热、头痛或（和）淤点（斑）等症状和体征的患者进行诊断和鉴别诊断，减少误诊。

（3）疾控机构应加强人员的培训，提高监测敏感性和专业技术能力，规范标本采集和送检工作。接到聚集性病例报告时，及时组织相关专业人员深入现场调查。

（4）疫情结束后，应召开总结、分析评估会，总结经验教训。

案例二　某市首例 W135 型流脑病例的调查处置

一、事件经过

2022 年 2 月 17 日 11：40，某市疾控机构流脑监测人员接到某区疾控机构电话报告：某医院儿科 ICU 收治 1 名因"呕吐、四肢乏力 2 天，发热、腹泻 1 天"入院的患儿，主管医师认为流脑无法排除，并于 14：00 进行了网络报告。接报后，该市疾控机构立即向本单位领导和同级卫生健康主管部门领导报告，并派出流行病学、免疫学、卫生检测、应急等方面 6 名专业人员赴疫情发生地、就诊医院开展流行病学调查处置。

二、基本情况

患儿，男，12 岁，六年级学生，家住某县城中心地段，小区绿化、卫生、楼房间距等尚可，家庭住房面积约 140m²，房间较为宽敞明亮，通风较好。同住家庭成员为父亲、母亲、大姐和二姐，其大姐平时在某市专科学校学习，春节返乡。患儿平时与二姐在距县城 10km 的农村爷爷奶奶家居住。患儿父母在外省某制衣厂打工，于 2022 年 1 月 10 日返乡后全家回到县城家中居住。春节期间，家人半数时间来往于爷爷奶奶家。其爷爷奶奶家为平房，面积约 160m²，屋内卫生和通风较差。

三、流行病学调查情况

（一）临床症状

2022 年 2 月 15 日 16 时许，患儿无明显诱因出现呕吐、四肢乏力症状，口服葡萄糖后症状缓解。2 月 16 日 3 时许，患儿出现发热、腹泻 2 次，随后抽搐，表现为四肢强直痉挛、双目凝视、牙关紧闭、神志清醒，1~2 秒后自行缓解，缓解后四肢乏力加重，神差，全身可见散在出血点，口服藿香正气液后入睡，家属立即将患儿带至县中医院就诊，初步诊断为：（1）脓毒症。（2）脓毒性休克。（3）弥散性血管内凝血（disseminated intravascular coagulation，DIC）？（4）多器官功能损害。（5）急性呼吸窘迫综合征。（6）呼吸衰竭。2 月 16 日 19 时许，患儿出现意识障碍，伴呼吸困难，血氧饱和度进行性下降，予以气管插管有创呼吸机辅助通气处置后，由救护车转运至某医院，于 2 月 17 日 1：48 由急诊收入儿科 ICU 行住院治疗，初步诊断：（1）脓毒症。（2）脓毒性休克。（3）急性呼吸窘迫综合征。（4）呼吸衰竭。（5）多器官功能损害。（6）代谢性酸中毒合并呼吸性碱中毒。（7）低钙血症。（8）DIC? （9）流脑不排除。2月17日至2月21日，患儿处于昏迷状态，并一直在儿科ICU治疗。自2月22日起，患儿病情逐渐好转，意识恢复，3月4日病情明显好转出院。

（二）外出史及接触史

患儿发病前1个月内无外出史，家中也无外来访客。

（三）免疫史及疫苗接种率快速评估

1. 患儿流脑疫苗接种史：基础免疫A群流脑疫苗第一剂接种于2010年9月2日，第二剂接种于2010年11月2日；加强免疫A群C群流脑疫苗接种于2013年3月1日，ACYW135群流脑疫苗接种于2017年8月5日。

2. 接种率快速评估：对该镇3～12岁儿童（180人）开展流脑疫苗接种率评估，其中基础免疫第一剂接种率为95.55%，第二剂接种率为92.22%；加强免疫第一剂接种率为97.22%，第二剂接种率为95%（其中含一剂ACYW135群流脑疫苗的接种率约为10%）。

（四）实验室检测

2022年2月17日市级疾控机构实验室对患儿鼻咽拭子、出血点混合标本及密切接触者咽拭子进行PCR/菌株分离培养，初筛为阳性。2月18日，省级疾控机构反馈患儿标本核酸检测结果为W135群，属流脑 *ctr A* 基因、*sod C* 基因均为阳性。同时，市级疾控机构从19名密切接触者中检出患儿爷爷、奶奶、2名13～14岁玩伴（既是邻居又是同校同学，其中一人为患儿二姐同班同学）核酸初筛为阳性，另有2人可疑。2月19日，市级疾控机构反馈患儿大姐咽拭子核酸检测为阳性（未做细菌分离培养）。

市级疾控机构对患儿2份鼻咽拭子、2份出血点混合标本和其父母2份鼻拭子、19个市内密切接触者每人1份鼻咽拭子进行脑膜炎奈瑟菌培养，结果为：患儿及其爷爷、奶奶3人为W135群，1名玩伴为B群。

（五）可能感染因素及发病趋势

1. 可能感染因素。

（1）易感人群大量积累。虽然当地3～12岁儿童流脑疫苗A群基础免疫和A群C群加强免疫均保持在较高水平，但一剂ACYW135群流脑疫苗接种率仅约为10%。

（2）脑膜炎奈瑟菌隐性感染率高，传染源难于发现和管理。脑膜炎奈瑟菌常寄生于正常人的鼻咽部，无症状时不易被发现，有1%～10%的健康人群咽喉部携带有脑膜炎奈瑟菌，发生疫情时携带率可达到 10%～25%。带菌者和流脑患者是本病的传染源，人是脑膜炎奈瑟菌唯一的自然宿主。人感染后发病症状常不典型，超过 30% 的病例表现为上呼吸道感染型和出血型，极易被误诊和漏诊，而典型病例仅为 1%，所以很难发现和有效管理传染源。

（3）冬春季是流脑发病的高发季节。流脑发病时间一般为每年 11 月至次年 5 月，发病高峰期为 3—4 月。患儿发病时间为 2 月 15 日，气候湿冷，存在通风不良等情况，一旦有传染源存在极易造成流脑的传播和扩散。

2. 发病趋势估计。

未来 10 天内，随着可疑病例的主动搜索、患儿主动就医及密切接触者的追踪检测，不排除继续发现相关病例或隐性感染者。

（六）疫点及密切接触者判定

通过现场调查，疫点判定为 4 个（患儿住家、其爷爷奶奶家、县中医院和某医院儿科 ICU 及急诊室），初步判定密切接触者 20 人，其中市内 19 人（本县内 17 人，市内某区 2 人，均已采样）、外市 1 人（已发协查函）。

四、处置措施

1. 判定为 1 起 W135 型流脑疫情，达到流脑突发公共卫生事件（未分级）的上报标准，并按规上报。

2. 控制传染源。

患儿在某医院儿科 ICU 住院治疗，住院治疗 17 天好转出院。

3. 管控密切接触者。

共追踪到位 20 名密切接触者，并采集了鼻咽拭子进行细菌培养和 PCR 检测。由社区卫生服务中心落实专人每日对密切接触者进行居家医学观察，观察时间为 7 天（从与病例最后一次接触时间算起），观察期间一旦出现发热、头晕、呕吐、出血、淤斑等不适症状及时送到县级医疗机构排查。并且给予密切接触者预防性服药 3 天，观察期满且预防性服药结束，采集咽拭子进行 PCR 检测均为阴性后解除医学观察。所有密切接触者无一发病。

4. 保护易感人群。

在全县范围内对 6 月龄至 15 岁儿童实施流脑疫苗查漏补种，全县累计补种 ACYW135 群流脑疫苗 21115 剂次。

5. 开展消毒工作。

（1）随时消毒：对患儿所在学校的教室、寝室、室外场所及物品开展每日 2 次连续消毒，并保持开窗通风。

（2）终末消毒：在县级疾控机构的指导下，对学校和病例住家、爷爷奶奶家，以及就诊的县中医院等进行终末消毒。

6. 开展主动搜索和加强监测。

积极开展主动搜索，在全县范围内对学校晨检和医疗机构发热病例进行追踪排查，实行日报告和"零病例"报告。

7. 开展健康教育。

利用散发宣传单、板报等多种形式开展流脑防治知识的健康教育。

8. 加强信息交流，落实联防联控。

及时将疫情在全市进行通报，疫点周边县区积极开展病例主动搜索和流脑疫苗查漏补种等活动。与媒体积极沟通，做好新闻宣传工作，维持社会稳定。

9. 疫情处置结果。

患儿实施隔离 14 天以来无续发病例发生，且相关防控措施已得到有效落实，符合《全国流行性脑脊髓膜炎监测方案》中"最后一例病例发病 10 天后，没有出现续发疑似流脑病例可停止日报告和'零病例'报告"的标准，达到了预期的防控效果，疫情得到有效控制。学校于 2022 年 3 月 4 日恢复正常教学秩序，实行传染病常态化监测管理。

10. 开展 ACYW135 群流脑疫苗接种率调查。

调查结果显示，该县 3~12 岁儿童 ACYW135 群流脑疫苗接种率仅为 9.8%。2021 年该市 ACYW135 群流脑疫苗平均接种率为 21.43%。

【思考】此次流脑疫情暴露了该地在流脑防控工作中存在的哪些问题？还应落实哪些防控措施？

1. 存在的问题。

（1）全县非国家免疫规划疫苗特别是 3~12 岁儿童 ACYW135 群流脑疫苗接种率（9.8%）低于全市平均水平（21.43%），导致易感人群积累。

（2）当地政府未按流脑突发公共卫生事件（未分级）提供疫苗应急接种经费支持，对 3 岁以上易感人群本着知情、自愿、自费的原则接种 ACYW135 群流脑疫苗，是造成 ACYW135 群流脑疫苗接种率低的主要原因。

（3）县级疾控机构进行接种率快速评估时未评估 ACYW135 群流脑疫苗接种率。

（4）传染源未追踪到位。未对患儿爷爷奶奶接触的人群、其他密切接触者的家长及周围人群等开展传染源后续追踪。

2. 还应落实的防控措施。

（1）加强宣传，提高监护人对流脑相关危害的认识，本着知情、自愿、自费的原则，对 3~6 岁儿童尽量用 ACYW135 群流脑疫苗替代 A 群 C 群流脑疫苗。

（2）各级政府要做好突发公共卫生事件应急处置经费保障工作，特别是应急接种疫苗经费的保障。

（3）疫情发生后，当地疾控机构可以利用免疫规划信息系统、儿童入托入学查验预防接种证进行流脑疫苗接种率快速评估。根据大龄儿童及成人病例发病情况，接种率评估可能要适当扩大年龄范围。

（4）对患儿所在的学校、街道及爷爷奶奶所在的村社等开展健康人群流脑带菌率监测。

练习题

一、单选题

1. 流脑是由下列哪种病原菌引起的急性化脓性脑膜炎？（　　　）

    A. 链球菌　　　　　　　　　　B. 金色葡萄球菌

    C. 军团杆菌　　　　　　　　　　D. 脑膜炎奈瑟菌

2. 感染后脑膜炎奈瑟菌寄生于人体的哪个部位？（　　　）

    A. 口腔　　　　　　　　　　　　B. 鼻咽部

    C. 气管、支气管　　　　　　　　D. 肺部

3. 下列哪个作为传染源的意义更重要？（　　　）

    A. 流脑患者　　　　　　　　　　B. 带菌者

    C. 密切接触者　　　　　　　　　D. 一般接触者

4. 脑膜炎奈瑟菌的主要传播途径是什么？（　　　）

    A. 咳嗽、打喷嚏　　　　　　　　B. 消化道

    C. 母婴垂直传播　　　　　　　　D. 蚊虫叮咬

5. 流脑在 5 岁以下儿童尤其是多大的婴幼儿中发病率最高？（　　　）

    A. 0~6 个月　　　　　　　　　　B. 6~12 个月

    C. 12~18 个月　　　　　　　　　D. 6~24 个月

6. 普通型流脑病例占所有病例的比例是多少？（　　　）

A. 50%以上 　　　　　　　　B. 70%以上

C. 80%以上 　　　　　　　　D. 90%以上

7. 暴发型流脑多见于哪组人群？（　　　　）

　　A. 儿童　　　　　　B. 青少年　　　　　C. 成人　　　　　D. 老人

8. 流脑患者血象检测中，下列哪个指标明显升高？（　　　　）

　　A. 红细胞总数 　　　　　　　　B. 白细胞总数

　　C. 淋巴细胞数 　　　　　　　　D. 血红蛋白

9. 什么检查是流脑确诊的重要方法？（　　　　）

　　A. 血常规 　　　　　　　　B. 痰培养

　　C. 脑脊液培养 　　　　　　　　D. 血液培养

10. 流脑的脑膜炎期，压力增高，脑脊液外观是什么样？（　　　　）

　　A. 清亮 　　　　　　　　B. 血水样

　　C. 米汤样或脓样 　　　　　　　　D. 绿色

11. 下列哪个是流脑早期诊断的重要方法？（　　　　）

　　A. 淤点涂片 　　　　　　　　B. 脑脊液涂片

　　C. 血培养 　　　　　　　　D. 咽拭子培养

12. 流脑病例皮肤淤点处的组织液或离心沉淀后的脑脊液涂片染色，阳性率是多少？（　　　　）

　　A. 20%～40% 　　　　　　　　B. 40%～60%

　　C. 60%～80% 　　　　　　　　D. 80%～90%

13. 流脑聚集性疫情病例数为：当以村、居委会、学校或其他集体为单位，7天内发现多少例流脑病例？（　　　　）

　　A. 2 例或以上 　　　　　　　　B. 3 例或以上

　　C. 5 例或以上 　　　　　　　　D. 10 例或以上

14. 下列哪项为流脑的可能病例？（　　　　）

　　A. 同时符合疑似病例及发热、头痛、呕吐、脑膜刺激征

　　B. 同时符合疑似病例及皮肤、黏膜出现淤点或淤斑

　　C. 多在冬春季发病，1 周内有流脑患者密切接触史

　　D. 淤点（斑）组织液、脑脊液涂片检测，在中性粒细胞内见到革兰染色阴性肾形双球菌

15. 下列关于流脑脑脊液的说法，正确的是哪项？（　　　　）

　　A. 糖增加、氯化物减少、蛋白增加

　　B. 糖增加、氯化物减少、蛋白减少

    C. 糖减少、氯化物减少、蛋白增加

    D. 糖减少、氯化物增加、蛋白增加

16. 流脑的密切接触者应医学观察多少天？（　　　　）

    A. 3 天　　　　　　B. 7 天　　　　　C. 10 天　　　　D. 14 天

17. 流脑末例病例发病多少天后，没有出现续发疑似流脑病例可停止晨检和务工人员健康状况监测？（　　　　）

    A. 7 天　　　　　　B. 10 天　　　　　C. 14 天　　　　D. 20 天

18. 脑膜炎奈瑟菌对下列哪种药物耐药？（　　　　）

    A. 阿奇霉素　　　　　　　　　　　B. 磺胺类

    C. 青霉素　　　　　　　　　　　　D. 头孢噻肟

19. 预防流脑最经济有效的措施是什么？（　　　　）

    A. 勤洗手　　　　　　　　　　　　B. 接种流脑疫苗

    C. 室内通风　　　　　　　　　　　D. 勤消毒

20. 根据脑膜炎奈瑟菌表面特异性荚膜多糖抗原可将脑膜炎奈瑟菌分为多少个血清型？（　　　　）

    A. 11 个　　　　　　B. 12 个　　　　　C. 13 个　　　　D. 14 个

21. 脑膜炎奈瑟菌对外界环境抵抗力弱，在体外环境中能产生自溶酶，超过多长时间即死亡？（　　　　）

    A. 12 小时　　　　B. 24 小时　　　　C. 36 小时　　　D. 48 小时

22. 带菌者和流脑患者为流脑的主要传染源，流行期间人群的带菌率可达到多少？（　　　　）

    A. 10%～60%　　　　　　　　　　B. 20%～70%

    C. 30%～80%　　　　　　　　　　D. 40%～80%

23. 流脑的潜伏期一般为多少天？（　　　　）

    A. 1～2 天　　　　B. 2～3 天　　　　C. 3～4 天　　　D. 4～5 天

24. 关于脑膜炎奈瑟菌，以下说法正确的是哪项？（　　　　）

    A. 革兰染色阴性　　　　　　　　　B. 革兰染色阳性

    C. 专性厌氧双球菌　　　　　　　　D. 专性需氧单球菌

25. 人群对流脑普遍易感，但绝大多数为隐性感染者，会表现出典型流脑症状的感染者占比为多少？（　　　　）

    A. 1%～2%　　　　　　　　　　　B. 2%～3%

    C. 3%～4%　　　　　　　　　　　D. 4%～5%

二、多选题

1. 脑膜炎奈瑟菌具有下列哪些主要抗原?（　　　）

    A. 血清群特异性荚膜多糖　　　　　　B. 主要外膜蛋白

    C. 脂寡糖　　　　　　　　　　　　　D. 菌毛抗原

2. 脑膜炎奈瑟菌对哪些因素敏感?（　　　）

    A. 干燥　　　　　　　　　　　　　　B. 寒冷

    C. 紫外线　　　　　　　　　　　　　D. 一般消毒剂

3. 下列哪些密切接触对 2 岁以下婴幼儿流脑的发病有重要意义?（　　　）

    A. 同睡　　　　　B. 怀抱　　　　　C. 接吻　　　　　D. 哺乳

4. 流脑发病高峰在哪个季节?（　　　）

    A. 春季　　　　　B. 夏季　　　　　C. 秋季　　　　　D. 冬季

5. 流脑典型病例的主要临床症状有哪些?（　　　）

    A. 突发高热　　　　　　　　　　　　B. 剧烈头痛

    C. 皮肤黏膜淤点、淤斑　　　　　　　D. 脑膜刺激征

6. 易感人群感染脑膜炎奈瑟菌后的表现有哪些?（　　　）

    A. 60%～70%成为无症状带菌者

    B. 25%表现为皮肤淤点

    C. 7%表现为上呼吸道感染

    D. 1%表现为化脓性脑膜炎

7. 流脑病例按临床表现分为哪些类型?（　　　）

    A. 普通型　　　　　　　　　　　　　B. 暴发型

    C. 轻型　　　　　　　　　　　　　　D. 慢性败血症型

8. 普通型流脑病例发病过程分为哪几期?（　　　）

    A. 前驱期　　　　　　　　　　　　　B. 脓毒血症期

    C. 脑膜炎期　　　　　　　　　　　　D. 恢复期

9. 暴发型流脑病例可分为以下哪几型?（　　　）

    A. 败血症型　　　B. 脑膜炎型　　　C. 混合型　　　D. 休克型

10. 细菌学检查是确诊流脑的重要手段,应采集哪些标本进行培养?（　　　）

    A. 淤斑组织液　　B. 血液　　　　　C. 脑脊液　　　D. 尿液

11. 以下哪些人员为流脑疫情的责任报告人?（　　　）

    A. 医务人员　　　　　　　　　　　　B. 检疫人员

    C. 公众　　　　　　　　　　　　　　D. 个体开业医师

12. 疑似流脑病例定义包括以下哪几个方面?（　　　）

A. 流脑流行季节，出现发热、头痛、呕吐、脑膜刺激征等症状者

B. 实验室检查示末梢血象白细胞总数、中性粒细胞计数明显增加

C. 脑脊液外观呈浑浊米汤样或脓样，白细胞总数明显增高，并以多核细胞计数增高为主，糖及氯化物明显减少，蛋白含量升高

D. 颅压增高

13. 流脑密切接触者包括以下哪些人员？（　　　　）

A. 看护者　　　　　　　　　　　　B. 同住者

C. 同班同学　　　　　　　　　　　D. 家庭成员

14. 发生流脑疫情时，可对密切接触者进行预防性用药，以下哪些药物为流脑菌株的敏感性药物？（　　　　）

A. 阿奇霉素　　　　　　　　　　　B. 复方新诺明

C. 青霉素　　　　　　　　　　　　D. 头孢噻肟

15. 流脑有哪些并发症和后遗症？（　　　　）

A. 关节炎　　　　B. 心包炎　　　　C. 肺炎　　　　D. 脓毒症

16. 辖区出现首例流脑病例时，县级疾控机构要对密切接触者采取以下哪些措施？（　　　　）

A. 采集咽拭子标本　　　　　　　　B. 采集血标本

C. 密切观察　　　　　　　　　　　D. 预防性用药

17. 发生聚集性病例疫情后，在开展常规疫情监测的基础上，要开展哪些监测工作？（　　　　）

A. 日报告和"零病例"报告

B. 主动监测与主动搜索

C. 学校、托幼机构、工地等集体单位监测

D. 应急接种监测

18. 目前国内预防流脑的上市疫苗有哪些？（　　　　）

A. A 群多糖疫苗

B. B 群结合疫苗

C. A 群 C 群多糖和结合疫苗

D. ACYW135 群多糖和结合疫苗

19. 根据脑膜炎奈瑟菌表面特异性荚膜多糖抗原可将其分为 12 个血清群，其中常见的引起流脑的血清群有哪些？（　　　　）

A. A 群　　　　　　　　　　　　　B. B 群

C. C 群　　　　　　　　　　　　　D. W 群和 Y 群

20. 在进行病原菌培养分离以对疑似流脑病例进行检测时，可采集的标本包括以下哪几种？（　　　　）

A. 尿液　　　　　　　　　　　　B. 脑脊液

C. 血液　　　　　　　　　　　　D. 淤点（斑）组织液

三、填空题

1. 脑膜炎奈瑟菌主要经咳嗽、打喷嚏借＿＿＿＿＿＿＿由呼吸道直接传播。

2. 根据特异性荚膜多糖的结构，目前脑膜炎奈瑟菌已经确定了＿＿＿＿＿＿个不同的血清群，其中 A、B、C、W、X 和 Y 是最常见的引起流脑的 6 种血清群。

3. 脑膜炎奈瑟菌属＿＿＿＿＿＿属，革兰染色＿＿＿＿＿＿，呈肾形双球菌。

4. 人群感染脑膜炎奈瑟菌后约＿＿＿＿＿＿会出现典型临床症状。

5. 按照《流行性脑脊髓膜炎诊断》（WS 295—2019），流脑的潜伏期为数小时至 10 天，一般为＿＿＿＿＿＿天。

6. 流脑的主要传染源为＿＿＿＿＿＿、＿＿＿＿＿＿，＿＿＿＿＿＿是脑膜炎奈瑟菌的唯一自然宿主。

7. 医疗机构发现疑似流脑病例时，无论是否使用抗生素治疗，都要尽快采集病例的＿＿＿＿＿＿、＿＿＿＿＿＿、＿＿＿＿＿＿，标本要尽可能在＿＿＿＿＿＿采集。

8. 流脑人群＿＿＿＿＿＿易感，本病隐性感染率＿＿＿＿＿＿。

9. 流脑病例隔离至＿＿＿＿＿＿，一般不少于＿＿＿＿＿＿天。

10. 根据流脑监测方案要求，发现流脑病例后城市必须在＿＿＿＿＿＿小时以内，农村必须在＿＿＿＿＿＿小时以内进行报告。

11. 各级医疗机构和疾控机构发现在同一学校、幼儿园、自然村寨、社区、建筑工地等集体单位＿＿＿＿＿＿天内出现＿＿＿＿＿＿流脑病例，或者有＿＿＿＿＿＿死亡时，应同时按《国家突发公共卫生事件相关信息报告管理工作规范（试行版）》的要求报告。

12. 流脑疫情发生后，县级疾控机构要指导各级医疗机构开展流脑＿＿＿＿＿＿报告和＿＿＿＿＿＿报告，即医院每天向辖区县级疾控机构汇总报告所发现的不明原因的突然发热、头痛或（和）出现淤点（斑）等症状的病例，如果未发现新病例，则实行＿＿＿＿＿＿报告。

13. 近年来，我国部分地区健康人群流脑带菌水平有所上升，在全国范围内流脑血清群分布呈现＿＿＿＿＿＿，流脑菌群＿＿＿＿＿＿及不可分群等流脑病例较多，＿＿＿＿＿＿群、＿＿＿＿＿＿群病例总体呈＿＿＿＿＿＿趋势，W135 群、Y 群病例散发且呈＿＿＿＿＿＿趋势。

14. 流脑是由_____感染引起的_____脑膜炎，在我国属于法定_____传染病。

四、简答题

1. 怎样采集流脑病例淤点（斑）组织液标本？

2. 怎样运送鼻咽拭子标本或培养物？

3. 流脑聚集性病例的定义是什么？

4. 发生流脑聚集性疫情时如何进行密切接触者管理？

5. 县级疾控机构在流脑监测工作中的主要职责是什么？

第九章　白　喉

培训目标

　　1. 疾控机构专业技术人员需掌握白喉的传染源、传播途径、易感人群及流行概况，以及疫情处置工作的相关要求。

　　2. 预防接种门诊专业技术人员需了解白喉相关知识，并能运用于预防接种咨询。

培训要点

　　1. 白喉的传染源、传播途径、易感人群及流行概况。

　　2. 白喉突发公共卫生事件处置。

第一节 基础理论

白喉（diphtheria）是由白喉杆菌引起的急性呼吸道传染病，其临床特征为咽、喉及鼻等处假膜形成，并引起全身中毒症状，严重者可并发心肌炎和周围神经麻痹。白喉属于我国法定乙类传染病。

一、病原学

白喉杆菌属于棒状杆菌属，菌体一端或两端排列呈棒状，排列不规则，革兰染色阳性，需氧或兼性厌氧，内有异染颗粒，无荚膜和鞭毛。菌落呈灰白色，在含有 0.033% 亚锑酸钾血清培养基上生长繁殖可使锑盐还原，菌落呈黑色。白喉杆菌分泌的外毒素是主要的致病物质，毒力和抗原性强。

白喉杆菌对冷冻、干燥抵抗力强，在干燥假膜中可生存 12 周；在玩具、衣物上可存活数天。对湿热的抵抗力不强，对一般化学消毒剂敏感，于 56℃ 10 分钟或 5% 苯酚 1 分钟即可死亡，阳光直射下仅能存活数小时。

二、流行病学

（一）传染源

人类是白喉杆菌已知的唯一宿主。白喉传染源为白喉患者和带菌者。传染期一般为 1~2 周，在潜伏期末人体就开始从呼吸道分泌物中向外排菌，具有传染性。

（二）传播途径

白喉主要经呼吸道飞沫传播，也可以通过污染的物品、玩具等间接接触传播，偶尔可经破损的皮肤传播。

（三）易感人群

人群普遍易感，患病后可产生针对外毒素的抗体，获得持久的免疫力。预防接种或隐性感染可获得特异性免疫力。

（四）流行特征

世界各地均有白喉报道，以散发为主，但近年来发病率呈上升趋势。美国疾病预防控制中心报道，自 2004 年起全球报告发病数在逐年增加。某些国家的检测能力不足，很可能导致白喉的发病被严重低估，防控形势严峻。中国疾病预防控制中心数据显示，我国 20 世纪 50—60 年代白喉年报告发病率为 10/10 万～20/10 万。1978 年我国开始实施计划免疫以后，白喉发病率和死亡率大幅度下降，流行范围逐步缩小，我国 2007 年至今已无白喉病例报告（四川省 2002 年后无白喉病例报告）。

三、临床表现

白喉潜伏期为 1～7 天，多数为 2～4 天。根据假膜所在部位，白喉分为咽白喉、喉白喉、鼻白喉和其他部位白喉。

（一）咽白喉

最常见，占发病人数的 80% 左右。根据假膜大小及病情轻重，咽白喉又分为四型。

1. 普通型

起病缓慢，临床表现为轻到中度发热、乏力、食欲减退、恶心、呕吐等；咽痛，伴有扁桃体肿大，表面有灰白色片状假膜，可逐渐扩大，延及咽喉壁。

2. 轻型

全身及咽部症状较轻，假膜呈点状或小片状，常局限于扁桃体上，有时可无假膜，但白喉杆菌培养阳性。

3. 重型

全身中毒症状明显，高热、面色苍白、明显乏力、恶心、呕吐、咽痛明显，严重者出现血压下降。扁桃体和咽部水肿，假膜延至咽部及鼻咽部，甚至整个口腔，呈灰白色和黑色。口腔有腐臭味，颈部淋巴结肿大，颈部有明显的软组织肿胀，可并发心肌炎和周围神经炎。

4. 极重型

起病急，病情进展快。假膜范围广泛，多呈黑色，并有局部坏死，口腔有特殊的腐臭味，扁桃体和咽部出现高度肿胀，可影响呼吸和吞咽，颈部到锁骨上窝软组织明显水肿，出现重度"牛颈"。全身中毒症状严重，并发有严重心肌炎和周围神经炎，亦有血小板减少、出血等表现，病死率极高。

（二）喉白喉

原发性喉白喉少见，多为咽白喉向下扩散所致。起病较缓，全身中毒症状轻，起病时呈犬样咳嗽，声音嘶哑，甚至失声。重者出现吸气性呼吸困难，呼吸道梗塞而窒息。

（三）鼻白喉

原发性鼻白喉少见，多由咽白喉扩展而来。全身症状轻，局部表现为鼻塞、流浆液血性鼻涕，鼻孔周围皮肤红、糜烂或结痂，鼻前庭或中隔上可见白色假膜。

（四）其他部位白喉

其他部位的白喉少见，皮肤、眼结膜、耳、外阴、新生儿脐部、食管等处偶尔可发生白喉，均有局部炎症、假膜形成，全身症状轻，但在疾病传播上有重要意义。

第二节　疫情处置

四川省 2002 年后已无白喉病例报告，故在四川省任何地区发现 1 例及以上白喉病例即为"突发公共卫生事件"。本节参考《四川省突发公共卫生事件应急预案（试行）》编写。

一、病例定义

白喉病例定义参照《白喉诊断标准》（WS 275—2007）。值得注意的是，满足实验室检查白喉杆菌分离培养阳性并证明能产生外毒素，或者患者急性期和恢复期血清特异性抗体呈 4 倍或以上增长之一的疑似病例才是确诊病例。

二、疫情报告

责任报告单位和责任报告人在发现白喉病例后，应在 2 小时内向县级疾控机构报告。县级疾控机构接到报告后应立即对信息进行核实，2 小时内进行网络直报，同时报告同级卫生健康主管部门和上级疾控机构。对主动搜索发现的病例应由当地疾控机构负责报告。

三、突发公共卫生事件

（一）报告

四川省从 2003 年起就没有本土白喉病例，全国从 2007 年起没有本土白喉病例。《国家突发公共卫生事件相关信息报告管理工作规范（试行版）》规定，"发现本县（区）从未发生过的传染病或发生本县近 5 年从未报告的或国家宣布已消灭的传染病"，即四川省从 2003 年后任何地区发生 1 例及以上白喉病例可确定为突发公共卫生事件，应按照《国家突发公共卫生事件相关信息报告管理工作规范（试行版）》的要求，在"突发公共卫生事件报告管理信息系统"开展白喉疫情的相关信息报告工作。

（二）事件分级

《卫生应急工作手册》规定，根据突发公共卫生事件性质、危害程度、涉及范围，将白喉突发公共卫生事件划分为重大（Ⅱ级）、较大（Ⅲ级）和一般（Ⅳ级）三级。

重大突发公共卫生事件（Ⅱ级）：白喉疫情波及 2 个以上县（市、区），1 周内发病水平超过前 5 年同期平均发病水平 2 倍以上。

较大突发公共卫生事件（Ⅲ级）：1 周内在 1 个县（市、区）行政区域内，白喉发病水平超过前 5 年同期平均发病水平 1 倍以上。

一般突发公共卫生事件（Ⅳ级）：由县级人民政府卫生健康主管部门以上认定。

（三）分级响应

地方各级人民政府卫生行政部门依照职责和《国家突发公共卫生事件应急预案》的规定，在本级人民政府统一领导下，负责组织、协调本行政区域内突发公共卫生事件应急处理工作，并根据突发公共卫生事件应急处理工作的实际需要，向本级人民政府提出成立地方突发公共卫生事件应急指挥部的建议。突发公共卫生事件响应模式分为四级，响应级别从高到低次为Ⅰ级、Ⅱ级、Ⅲ级和Ⅳ级，分别由国家、省、市、县级政府组织处置。

四、疫情调查

（一）疫情核实

调查组到达现场后，首先了解报告病例的发病与就诊情况，结合临床表现、实验室检查结果与流行病学资料等，初步对该起疫情做出判断，并采取相关措施。

（二）个案调查

1. 核实诊断

在现场调查中，除详细了解报告病例的临床症状及体征外，应及时采集标本进行实验室检测，结合《白喉诊断标准》（WS 275—2007）进行诊断。

2. 调查病例情况

调查病例基本情况、发病经过和就诊情况、临床表现、实验室检查结果、诊断和转归情况、居住地及家庭背景、疫苗接种史、个人暴露史、密切接触者情况等。尤其是对于首例病例，要详细调查以上内容，以追踪传染源。

3. 排查接触者

接触者指与白喉病例有接触或可能被传染的人，如同住、同玩、同坐、同餐者视为密切接触者；一般同班者可视为一般接触者。

4. 采集标本

在个案调查开展的同时即对所有病例和密切接触者进行采样，采集的标本为咽拭子。在工作能力可及的情况下，要对每个病例收集标本用于分离白喉杆菌。病原菌分离标本的采集最好在使用抗生素和应急接种之前；必要时，也可对使用抗生素后的病例和密切接触者采集标本进行检测。

（三）病例主动搜索

白喉病例已多年无报告，早期识别难度大，极易漏诊轻型和非典型病例，可在当地主要医疗机构和个体诊所采用查看门诊日志、住院病历等临床资料，入村入户调查等方式主动搜索疑似病例。如发现漏诊病例，应及时追踪并调查上报。应尽早确定合理的调查范围，加快调查速度，便于及时制定和采取控制措施。

（四）白喉疫苗接种率调查

对病例发生地及周边地区开展白喉疫苗接种率调查，评估当地人群免疫水平，必要时对周围易感人群进行接种（目前暂无 12 岁以上人群白喉疫苗，依今后疫苗上市情况而定）。

托幼机构、小学、初中等集体单位内发生白喉疫情时，查验接种情况，对白喉疫苗免疫史不全的儿童予以查漏补种。

五、疫情处置

（一）管理传染源

对白喉病例应按照呼吸道传染病隔离方法隔离至临床治愈，咽拭子 2 次（间隔 24 小时）细菌培养阴性后可解除隔离。无培养条件时，应隔离至症状消失后 14 天。

（二）管理密切接触者

1．医学观察

对密切接触者进行医学观察，时间一般为 7 天（自最后接触日算起），期间可不限制其活动，但要告知其尽量减少与他人接触，一旦出现相关症状和体征，要主动申报，并及时就诊。

2．预防性服药

发生白喉流行时，可对密切接触者采取抗生素预防性治疗，可选青霉素和红霉素治疗。

（三）消毒处理

认真采取各项消毒措施，特别注意对病例和带菌者的呼吸道分泌物和污染过的环境、物品等进行消毒和处理。对呼吸道分泌物，用双倍 5％煤酚皂或苯酚处理 1 小时；对污染衣物或用具，煮沸 15 分钟，不能煮沸的物品用 5％煤酚皂浸泡 1 小时。

（四）加强监测

发生疫情时，当地应加强监测，密切关注续发病例，及时进行隔离治疗，建立日报告制度，每日掌握疫情进展，并报告上级疾控机构和同级卫生健康主管部门。

（五）开展健康教育

广泛开展健康教育，充分利用官方网站、微信公众号、社区宣传板报等开展多种形式的宣传活动，提高公众对白喉传播途径和预防方法等知识的认知，增强公众的自我防病意识。

六、疫情进展情况和调查处置总结

（1）负责疫情调查处置的疾控机构应及时撰写调查报告，调查报告可分为初次报告、进展报告和最终报告，根据不同疫情规模和进展情况进行报告。疫情调查所有的原始资料应保存在负责疫情调查处置的疾控机构。

（2）持续开展白喉疫情的监测和处置工作，末例病例发病后一个最长潜伏期（7天）内仍无新发病例，本次疫情宣布解除。

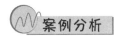 案例分析

一起疑似白喉疫情的调查处置

一、事件经过

2018年5月6日11：11，某市一所三级甲等医院通过中国疾病预防控制信息系统报告1例疑似白喉病例。当地疾控机构收到预警信息，立即进行初步核实，并组建联合调查组前往报告病例的医疗机构、病例居住地和所在学校开展流行病学调查，同时开展疫情风险评估，制定管控措施。

二、基本情况

（一）病例及家庭基本情况

病例：男，2002年3月出生，就读于某高中高二6班。

家庭成员：父亲，44岁，目前在外省打工；母亲，43岁，无业，现在病例租住房照顾病例生活。

（二）学校基本情况

该高中共3个年级50个班，学生共3400余人（住校生800余人），教职工240人。高二年级共1100余人，病例所在的高二6班共76人，其中住校生10人。

三、流行病学调查情况

（一）临床症状

2018年1月以来，病例自述无明显诱因出现咳嗽，以干咳为主，无畏寒、寒战、发热、咽痛、呼吸困难等其他不适，自行用药后有所缓解，但易反复。

2018年4月23日，病例因咳嗽加重到某医院呼吸内科门诊就诊，行纤维支气管镜检查考虑支气管内膜结核，痰培养提示细菌感染。给予地氯雷他定片、枸橼酸喷托维林片、细辛脑片治疗后咳嗽症状消失。

2018年5月1日，病例因"咽喉部不适、胸闷"再次到某医院呼吸内科门诊就诊。

2018年5月2日，行纤维支气管镜检查见隆突处有条状黄白色坏死物质，考虑"气管支气管结核"并刷片送检。

2018年5月3日，刷取物送病原菌培养及鉴定。

2018年5月6日，鉴定结果显示白喉杆菌（全自动细菌鉴定及药敏分析系统相似度99%、全自动快速微生物质谱鉴定系统相似度99.9%）、臭鼻克雷伯菌。

2018年5月10日，行纤维支气管镜活检，结果显示送检组织部分被覆鳞状上皮，部分被覆柱状上皮，上皮下较多淋巴细胞浸润。

（二）免疫史

病例接种4剂百白破疫苗，接种时间分别为2002年9月8日、2002年11月23日、2003年1月8日、2003年11月8日；接种1剂白破疫苗，接种时间为2008年9月20日。

（三）接触史

否认相同病例接触史，该病例接触人员中无咳嗽、胸痛、胸闷者。

（四）外出史

病例发病前 14 天无外出史，因就诊医院考虑为支气管内膜结核，故 2018 年 4 月 28 日后至调查时未到学校上课，均在租住房居住。

（五）密切接触者

经调查，密切接触者共 82 人，其中学校师生 81 人（学生 75 人，老师 6 人），亲属 1 人（母亲），上述人员均无白喉相关症状和体征。

四、实验室检测

（一）就诊医院实验室检测情况

2018 年 4 月 23 日，刷取物抗酸菌涂片镜检：未查见抗酸杆菌，行纤维支气管镜检查考虑支气管内膜结核。

2018 年 5 月 3 日，支气管肺泡灌洗液涂片见革兰染色阳性杆菌（分布于细胞外）和大量革兰染色阴性杆菌（分布于细胞外）。

2018 年 5 月 3 日，刷取物送病原菌培养及鉴定。2018 年 5 月 6 日，鉴定结果显示白喉杆菌（全自动细菌鉴定及药敏分析系统相似度 99％、全自动快速微生物质谱鉴定系统相似度 99.9％）。

（二）省级实验室检测情况

白喉杆菌核酸实时荧光 PCR 检测阴性，白喉毒力基因 $tox\,A$ 实时荧光 PCR 检测阴性，白喉毒力基因 $tox\,A$ 和 $tox\,B$ 普通 PCR 检测阴性，16S RNA 测序结果显示与白喉棒状杆菌、溃疡棒状杆菌、假结核棒状杆菌 16S RNA 同源性一致（Gene Bank 比对排名前五）。

（三）国家级实验室检测情况

国家级实验室用实时荧光 PCR 对纯化菌株的白喉毒力基因 $tox\,A$ 和 $tox\,B$ 进行了检测复核，结果为白喉毒素阴性。

五、诊断

（一）市级诊断

2018 年 5 月 6 日 13 时，市卫生健康主管部门召集市级医院呼吸科、感染科、检测科及市疾控机构相关专家进行讨论。专家组初步诊断为疑似白喉。

诊断依据：从流行病学调查来看病例有接种 4 剂百白破疫苗和 1 剂白破疫苗预防接种史，虽然无白喉的临床表现和体征，但病原菌培养及鉴定为白喉杆菌。隆突上有疑似假膜，在无毒力试验的情况下，无法排除。

（二）省级诊断

2018 年 5 月 16 日，省级疾控机构召开了该例疑似白喉病例临床专家诊断会，省级临床专家和流行病学专家参加了会议。结论：根据病例临床症状、体征，结合实验室检查结果和临床专家诊断会结论，该病例排除白喉诊断。

诊断依据：

1. 病例临床表现仅有咳嗽，无发热、鼻塞及声音嘶哑等症状，咽喉部未见假膜，与白喉的临床症状不一致。

2. 目前实验室检查结果尚不符合《白喉诊断标准》（WS 275—2007）。

3. 依据流行病学调查来看，该省已连续 15 年无白喉病例报告，该病例从出生至今一直居住在当地，否认与相似症状人员接触史，并且有百白破疫苗和白破疫苗接种史，从流行病学上也不支持白喉的诊断。

六、处置措施

1. 立即组织专业技术人员开展流行病学调查处置工作，详细掌握病例发病经过、就诊详情、检查结果、患病期间接触情况。

2. 派专业人员前往该病例所在高中，对病例就读班级进行排查，并要求学校扎实开展晨检、午检工作和爱国卫生运动，做好全校宿舍、教室消毒工作，广泛宣传传染病防治知识。

3. 立即安排病例出生地的县级疾控机构对病例的疫苗接种情况进行调查。

4. 因病例系门诊病例，经专家讨论后，立即要求病例到医院感染科住院隔离治疗。

5. 当地疾控机构采集病例支气管肺泡灌洗液及咽拭子标本送省级实验室进行检测。

七、处置效果

病例于 2018 年 5 月 21 日治愈出院。出院诊断：急性支气管炎。

【思考一】此次疑似白喉事件提示在白喉病例诊断中可能存在哪些问题？

白喉杆菌的致病物质主要是外毒素，只有携带β棒状噬菌体的菌株才产生外毒素，还有一些生物学特性与白喉杆菌类似的细菌，称为类白喉棒状杆菌，常存在于人类或动物的鼻腔、咽喉、外耳道、眼结膜、外阴及皮肤的表面，多数对人类不致病，其中一些可能是条件致病菌，还有一些对动物致病。本次病例初期报告诊断时因医院无法开展白喉毒力基因的检测，主要依据是病原菌培养及鉴定结果。我国由于百白破疫苗、白破疫苗的广泛使用，白喉的发病已得到有效控制，当地已多年无白喉病例报告，诊断能力和意识不足，极易导致漏诊。

【思考二】如何提高临床医务人员和基层防控人员对白喉等罕见传染病的监测敏感性？

随着疫苗的应用、医药科技水平的提高、生活条件的改善，霍乱、白喉、脊灰等多种传染病得到有效控制甚至被消灭，基层防控人员对该类传染病的诊断、处置能力及报病意识相对薄弱。为此，建议各级加强对连续多年未报告的罕见传染病的培训，以提高临床医务人员和疾控专业人员等对该类传染病的诊断、鉴别、处置能力。同时，鼓励医疗机构开展该类传染病的科研和监测工作，以有效地预防和控制传染病的流行。

练习题

一、单选题

1. 白喉是由什么引起的急性呼吸道传染病？（　　　）

    A. 白喉杆菌　　　　　　　　B. 百日咳鲍特菌

    C. 麻疹病毒　　　　　　　　D. 以上均不对

2. 下列关于白喉的说法，哪项不正确？（　　　）

    A. 呼吸道传播是唯一途径

    B. 人群对白喉普遍易感

    C. 患者在潜伏期就有传染性

D. 白喉一年四季均可发病，但冬春季发病较多

3. 《中华人民共和国传染病防治法》将白喉列为哪类传染病？（　　　）

　　A. 甲类　　　　　　　　　　　B. 乙类

　　C. 丙类　　　　　　　　　　　D. 以上均不对

4. 白喉杆菌主要的致病物质是什么？（　　　）

　　A. 类毒素　　　B. 内毒素　　　C. 外毒素　　　D. 荚膜

5. 下列关于白喉潜伏期的说法，哪项是正确的？（　　　）

　　A. 潜伏期 1~7 天，多数为 2~4 天

　　B. 潜伏期 1~3 天，多数为 1~2 天

　　C. 潜伏期 5~10 天，多数为 6~7 天

　　D. 潜伏期 10~15 天，多数为 12~13 天

6. 发生白喉疫情时，对密切接触者应该医学观察多少天？（　　　）

　　A. 5 天　　　　B. 7 天　　　　C. 10 天　　　　D. 14 天

7. 四川省关于白喉突发公共卫生事件的报告标准是发现多少例及以上？
（　　　）

　　A. 1 例　　　　B. 2 例　　　　C. 3 例　　　　D. 4 例

8. 白喉病例应隔离至临床症状消失，且咽拭子几次（间隔 24 小时）细菌培养
阴性方可解除隔离？（　　　）

　　A. 1 次　　　　B. 2 次　　　　C. 3 次　　　　D. 4 次

9. 以下哪项是白喉最常见的并发症？（　　　）

　　A. 中毒性心肌炎　　　　　　　B. 周围神经麻痹

　　C. 支气管肺炎　　　　　　　　D. 其他化脓性感染

10. 以下哪项是白喉最有效的预防措施？（　　　）

　　A. 预防接种　　　　　　　　　B. 注射白喉抗毒素

　　C. 预防性服药　　　　　　　　D. 通风换气

11. 以下哪项是白喉的传染源？（　　　）

　　A. 马　　　　　　　　　　　　B. 痊愈的白喉患者

　　C. 白喉患者　　　　　　　　　D. 百日咳患者

12. 白喉最常见的是以下哪种类型？（　　　）

　　A. 咽白喉　　　　　　　　　　B. 鼻白喉

　　C. 喉白喉　　　　　　　　　　D. 其他部位白喉

13. 对白喉诊断意义较小的是下列哪项？（　　　）

　　A. 当地白喉流行情况　　　　　B. 特征性假膜

C. 全身中毒症状　　　　　　　　D. 咽拭子培养

14. 以下哪项不是白喉的传播途径？（　　　）

　　A. 主要经呼吸道飞沫传播

　　B. 主要经血液传播

　　C. 也可以通过污染的物品、玩具等间接接触传播

　　D. 偶尔可经破损的皮肤传播

15. 最后一例白喉病例发病后经多少天仍无新发病例，可宣布本次疫情结束？
（　　　）

　　A. 7天　　　　　B. 14天　　　　　C. 21天　　　　　D. 28天

16. 关于白喉病原学的说法，以下哪项不正确？（　　　）

　　A. 白喉由白喉杆菌引起

　　B. 白喉杆菌属棒状杆菌属

　　C. 内毒素是白喉主要的致病物质

　　D. 白喉杆菌为革兰染色阳性

17. 关于白喉流行病学的说法，以下哪项不正确？（　　　）

　　A. 感染后可产生终身免疫

　　B. 传染源为患者和带菌者

　　C. 主要通过飞沫经呼吸道传播

　　D. 6月龄以内婴儿多发

18. 以下哪一项不正确？（　　　）

　　A. 白喉杆菌侵入咽部黏膜后即在黏膜表层组织中生长繁殖

　　B. 内毒素为白喉致病的主要因素

　　C. A片段可抑制细胞蛋白质合成

　　D. 白喉毒素可引起全身性病理变化

19. 关于白喉杆菌的描述，以下哪项正确？（　　　）

　　A. 白喉杆菌有芽孢

　　B. 白喉杆菌革兰染色阴性，能释放内毒素

　　C. 白喉杆菌革兰染色阳性，能释放外毒素

　　D. 白喉杆菌为厌氧菌

20. 托幼机构、小学、初中等集体单位内发生白喉疫情时，应如何开展白喉疫苗接种？（　　　）

　　A. 全校学生开展应急接种

　　B. 全校学生开展查漏补种

C. 查验接种情况，对白喉疫苗免疫史不全的儿童予以查漏补种

D. 查验接种情况，对百日咳疫苗免疫史不全的儿童予以查漏补种

二、多选题

1. 根据《白喉诊断标准》（WS 275—2007），下列哪些情况属于白喉确诊病例？（　　　）

A. 仅有临床症状（犬吠样咳嗽、咽喉部假膜等），实验室结果为阴性

B. 具有临床症状，同时咽拭子直接涂片镜检可见革兰染色阳性棒状杆菌，并有异染颗粒

C. 具有临床症状，同时白喉杆菌分离培养阳性并证明能产生外毒素

D. 具有临床症状，同时患者急性期和恢复期血清特异性抗体 4 倍或以上增长

2. 以下哪些是白喉的传染源？（　　　）

A. 轻型患者　　　　　　　　　B. 不典型患者

C. 健康带菌者　　　　　　　　D. 受感染的动物

3. 以下关于白喉的说法，哪些是正确的？（　　　）

A. 主要经呼吸道飞沫传播，也可经食物、玩具及物品间接传播

B. 人群普遍易感，患病后可产生针对外毒素的抗体，免疫力持久

C. 一年四季均可发病，以冬春季多发

D. 居住拥挤，卫生条件差容易发生该病流行

4. 以下哪些是白喉的流行特征？（　　　）

A. 世界各地均有白喉报道，以散发为主

B. 近年来全球发病呈上升趋势

C. 1978 年我国开始实施计划免疫以后，白喉发病率和死亡率大幅度下降，流行范围逐步缩小

D. 我国 2007 年至今已无白喉病例报告

5. 白喉病例解除隔离需满足以下哪些条件？（　　　）

A. 隔离治疗至症状完全消失

B. 隔离治疗至症状完全消失，2 次鼻咽分泌物培养阴性

C. 无条件培养时，应至少隔离至症状消失后 7 天

D. 无条件培养时，应至少隔离至症状消失后 14 天

6. 白喉的临床分型有哪些？（　　　）

A. 咽白喉　　　　　　　　　　B. 鼻白喉

C. 喉白喉　　　　　　　　　　D. 其他部位白喉

7. 以下关于白喉杆菌的说法正确的有哪些？（　　　　）

    A. 对冷冻、干燥抵抗力强，在干燥假膜中可生存 12 周

    B. 在玩具、衣物上可存活数天

    C. 对湿热的抵抗力不强

    D. 对一般化学消毒剂敏感，于 56℃ 10 分钟或 5％苯酚 1 分钟即可死亡

8. 以下哪些属于白喉疫情调查需要开展的工作？（　　　　）

    A. 疫情核实　　　　　　　　　　B. 个案调查

    C. 病例搜索　　　　　　　　　　D. 疫苗接种率调查

9. 以下关于白喉疫情调查中病例主动搜索说法正确的有哪些？（　　　　）

    A. 可在当地主要医疗机构和个体诊所查看门诊日志、住院病历等临床资料

    B. 采用入村入户调查等方式搜索白喉疑似病例

    C. 发现漏诊病例，要及时追踪并调查上报

    D. 白喉病例早期容易识别，漏诊率低

10. 对密切接触者的管理需要开展以下哪些工作？（　　　　）

    A. 对密切接触者进行医学观察随访 7 天

    B. 限制活动，不可外出

    C. 一旦出现相关症状和体征，要主动报告，并及时就诊

    D. 必要时可预防性服药

三、填空题

1. 无培养条件时，白喉患者应至少隔离至症状消失后＿＿＿＿＿＿＿＿＿＿天。

2. ＿＿＿＿＿＿＿＿＿＿和＿＿＿＿＿＿＿＿＿＿是白喉的传染源。

3. 白喉主要经＿＿＿＿＿＿＿＿＿＿传播。

4. 白喉的临床特征为＿＿＿＿＿＿＿＿＿＿和＿＿＿＿＿＿＿＿＿＿症状。

5. 根据假膜所在部位分类，最常见的白喉是＿＿＿＿＿＿＿＿＿＿。

6. 引起白喉局部病变和全身中毒症状的主要是白喉杆菌产生的＿＿＿＿＿＿＿＿＿＿。

7. 现阶段，四川省发现＿＿＿＿＿＿＿＿＿＿例及以上白喉病例即视为突发公共卫生事件。

8. 按照《国家突发公共卫生事件相关信息报告管理工作规范（试行版）》的要求，责任报告单位和责任报告人在发现白喉病例后，应在＿＿＿＿＿＿＿＿＿＿小时内向县级疾控机构报告。

9. 对密切接触者进行医学观察随访，时间自最后接触日算起至少为＿＿＿＿＿＿＿＿天。

10. 发生白喉流行时，可对密切接触者采取＿＿＿＿＿＿＿＿＿＿预防性治疗。

11. 在末例病例发病后经＿＿＿＿＿＿＿＿个最长潜伏期仍无新发病例，可以宣布本次白喉疫情结束。

四、简答题

1. 白喉确诊病例的诊断标准是什么？

2. 在四川省发现白喉疑似病例时，应该怎么报告？

3. 开展白喉突发公共卫生事件调查时，现场调查中要如何开展病例主动搜索？

中英文名词对照

中文名称	英文名称
A	
按容量比例概率抽样法	proportionate to population size，PPS
B	
白喉	diphtheria
百日咳	pertussis
百日咳毒素	pertussis toxin，PT
百日咳再现	pertussis resurgence
病毒蛋白	virus protein，VP
F	
风疹	rubella
G	
谷丙转氨酶	alanine aminotransferase，ALT
谷草转氨酶	aspartate aminotransferase，AST
J	
急性弛缓性麻痹	acute flaccid paralysis，AFP
脊髓灰质炎	poliomyelitis
脊髓灰质炎疫苗衍生病毒	vaccine-derived poliovirus，VDPVs
脊髓灰质炎疫苗衍生病毒循环	circulating vaccine-derived poliovirus，cVDPVs
甲型病毒性肝炎	viral hepatitis A
甲型病毒性肝炎病毒	hepatitis A virus，HAV
K	
柯氏斑	Koplik spots
L	
流行性脑脊髓膜炎	epidemic cerebrospinal meningitis

中文名称	英文名称
流行性腮腺炎	epidemic parotitis/mumps
流行性乙型脑炎	epidemic encephalitis type B
流行性乙型脑炎病毒	Japanese encephalitis virus, JEV
M	
麻疹	measles
弥散性血管内凝血	disseminated intravascular coagulation, DIC
免疫缺陷相关脊髓灰质炎疫苗衍生病毒	immunodeficiency-associated vaccine-derived polioviruses, iVDPVs
N	
脑膜炎奈瑟菌	*Neisseria meningitidis*, Nm
R	
日本脑炎	Japanese encephalitis
S	
三价口服脊髓灰质炎减毒活疫苗	trivalent live attenuated oral polio vaccine, tOPV
Y	
乙型病毒性肝炎	viral hepatitis B
乙型病毒性肝炎病毒	hepatitis B virus, HBV
乙型病毒性肝炎表面抗原	hepatitis B surface antigen, HBsAg
乙型病毒性肝炎免疫球蛋白	hepatitis B immunoglobulin, HBIg

英中文名词对照

英文名称	中文名称
A	
acute flaccid paralysis，AFP	急性弛缓性麻痹
alanine aminotransferase，ALT	谷丙转氨酶
aspartate aminotransferase，AST	谷草转氨酶
C	
circulating vaccine-derived poliovirus，cVDPVs	脊髓灰质炎疫苗衍生病毒循环
D	
diphtheria	白喉
disseminated intravascular coagulation，DIC	弥散性血管内凝血
E	
epidemic cerebrospinal meningitis	流行性脑脊髓膜炎
epidemic encephalitis type B	流行性乙型脑炎
epidemic parotitis	流行性腮腺炎
H	
hepatitis A virus，HAV	甲型病毒性肝炎病毒
hepatitis B immunoglobulin，HBIg	乙型病毒性肝炎免疫球蛋白
hepatitis B surface antigen，HBsAg	乙型病毒性肝炎表面抗原
hepatitis B virus，HBV	乙型病毒性肝炎病毒
I	
immunodeficiency-associated vaccine-derived polioviruses，iVDPVs	免疫缺陷相关脊髓灰质炎疫苗衍生病毒

英文名称	中文名称
J	
Japanese encephalitis	日本脑炎
Japanese encephalitis virus，JEV	流行性乙型脑炎病毒
K	
Koplik spots	柯氏斑
M	
measles	麻疹
mumps	流行性腮腺炎
N	
Neisseria meningitidis，Nm	脑膜炎奈瑟菌
P	
pertussis	百日咳
pertussis resurgence	百日咳再现
pertussis toxin，PT	百日咳毒素
poliomyelitis	脊髓灰质炎
proportionate to population size，PPS	按容量比例概率抽样法
R	
rubella	风疹
T	
trivalent live attenuated oral polio vaccine，tOPV	三价口服脊髓灰质炎减毒活疫苗
V	
vaccine-derived poliovirus，VDPVs	脊髓灰质炎疫苗衍生病毒
viral hepatitis A	甲型病毒性肝炎
viral hepatitis B	乙型病毒性肝炎
virus protein，VP	病毒蛋白

参考文献

[1] 李兰娟，任红. 传染病学 [M]. 9 版. 北京：人民卫生出版社，2018.

[2] 方峰，俞蕙. 小儿传染病学 [M]. 5 版. 北京：人民卫生出版社，2020.

[3] 中华人民共和国国家卫生和计划生育委员会. 脊髓灰质炎诊断：WS 294—2016 [S/OL]. [2016－06－22]. http://www. nhc. gov. cn/zwgkzt/s9491/201606/55fca4a0e4b0458bba1659fda26c22e6. shtml.

[4] 中国疾病预防控制中心. 全国麻疹监测方案 [J]. 中国疫苗和免疫，2014，20（4）：364－375.

[5] 中华人民共和国国家卫生健康委员会. 麻疹诊断：WS 296—2017 [S/OL]. [2017－07－24]. http://www. nhc. gov. cn/zhuz/s9491/201707/c0f33d9c8f6e426f930a7f2c942dc637. shtml.

[6] 付瑜，侯雪芹，谭学蓉. 一起麻疹暴发疫情的调查处理 [J]. 职业卫生与病伤，2017，32（1）：31－33.

[7] 李媛秋，马超，郝利新，等. 中国 2018—2019 年风疹流行病学特征 [J]. 中国疫苗和免疫，2021，27（1）：62－66.

[8] 刘倩倩，唐林，温宁，等. 中国 2020 年麻疹流行病学特征 [J]. 中国疫苗和免疫，2022，28（2）：135－139.

[9] 李凡，徐志凯. 医学微生物学 [M]. 9 版. 北京：人民卫生出版社，2018.

[10] 詹思延. 流行病学 [M]. 8 版. 北京：人民卫生出版社，2017.

[11] 中华人民共和国卫生部. 乙型病毒性肝炎诊断标准：WS 299—2008 [S/OL]. [2008－12－11]. http://www. nhc. gov. cn/wjw/s9491/200907/41983. shtml.

[12] 中华医学会感染病学分会，中华医学会肝病学分会. 慢性乙型肝炎防治指南（2019 年版）[J]. 中华实验和临床感染病杂志（电子版），2019，13（6）：441－466.

[13] 中华医学会感染病学分会，GRADE 中国中心. 中国乙型肝炎病毒母婴传播防治指南（2019 年版）[J]. 中华传染病杂志，2019，37（7）：388－396.

[14] 崔富强. 乙型肝炎疫苗免疫是预防 HBV 母婴传播的关键——对《中国乙型肝炎病毒母婴传播防治指南（2019 年版）》的管见 [J]. 肝脏，2020，25（2）：119－121.

[15] PLOTKIN SA，ORENSTEIN WA，OFFIT PA. 疫苗（第 6 版）[M]. 罗凤基，杨晓明，王军志，等，主译. 2 版. 北京：人民卫生出版社，2017.

[16] CUI FQ，SHEN LP，LI L，et al. Prevention of chronic hepatitis B after 3

decades of escalating vaccination policy，China［J］．Emerging Infectious Diseases，2017，23（5）：765－772．

［17］中华人民共和国国家卫生健康委员会．流行性脑脊髓膜炎诊断：WS 295—2019［S/OL］．［2019－01－02］．http：//www．nhc．gov．cn/wjw/s9491/201905/c3dec 3b7e7cc43a4ae2a6720e0dd29be．shtml．

［18］中华人民共和国卫生部．全国流行性脑脊髓膜炎防控工作方案［S/OL］．［2006－01－27］．http：//www．gov．cn/gzdt/2006－01/27/content_173921．htm．

［19］王陇德．卫生应急工作手册［M］．北京：人民卫生出版社，2005．

［20］王陇德．现场流行病学理论与实践［M］．北京：人民卫生出版社，2004．

［21］中华人民共和国国家卫生健康委员会．国家免疫规划疫苗儿童免疫程序及说明（2021年版）［S/OL］．［2021－03－12］．http：//www．nhc．gov．cn/cms－search/xxgk/getManuscriptXxgk．htm?id=590a8c7915054aa682a8d2ae8199e222．

［22］傅传喜．疫苗与免疫［M］．北京：人民卫生出版社，2020．

［23］夏宪照，罗会明．实用预防接种手册［M］．北京：人民卫生出版社，2010．

［24］中华人民共和国卫生部．白喉诊断标准：WS 275—2007［S/OL］．［2007－04－17］．http：//www．nhc．gov．cn/zwgkzt/s9491/200704/38798．shtml．

［25］中华人民共和国卫生部．流行性乙型脑炎诊断标准：WS 214—2008［S/OL］．［2009－07－29］．http：//www．nhc．gov．cn/zwgkzt/s9491/200907/41978．shtml．

［26］中华人民共和国卫生部．卫生部办公厅关于印发流行性乙型脑炎等4种传染病监测方案通知［Z］．2006．

［27］中华医学会儿科学分会感染学组，《中华儿科杂志》编辑委员会．中国儿童百日咳诊断及治疗建议［J］．中华儿科杂志，2017，55（8）：568－572．

［28］四川省疾病预防控制中心．四川省疾病预防控制中心关于下发四川省疫苗可预防传染病暴发疫情调查处理技术规范的通知：川疾〔2005〕200号［Z］．2005．

［29］四川省卫生健康委员会．四川省非免疫规划疫苗接种方案（2020年版）：川卫函〔2020〕162号［Z］．2020．

［30］胡亚美，江载芳．诸福棠实用儿科学［M］．7版．北京：人民卫生出版社，2002．

［31］何文英，朱会宾，李秀宏，等．实用传染病学［M］．北京：中国环境科学出版社，2010．

［32］KASPER DL，FAUCI AS. 哈里森感染性疾病（第 3 版·英文版）［M］. 北京：北京联合出版公司，2018.

［33］CLARKE K，MACNEIL A，HADLER S，et al. Global epidemiology of diphtheria，2000 － 2017 ［J］. Emerging Infectious Diseases，2019，25 （10）：1834－1842.

［34］ISLAM Z，AHMED S，RAHMAN MM，et al. Global stability analysis and parameter estimation for a diphtheria model：a case study of an epidemic in rohingya refugee camp in Bangladesh ［J］. Computational and Mathematical Methods in Medicine，2022，2022：6545179.

［35］《甲型病毒性肝炎暴发调查指南》编写组. 甲型病毒性肝炎暴发调查指南 （2021 版）［J］. 中华预防医学杂志，2022，56（5）：549－553.

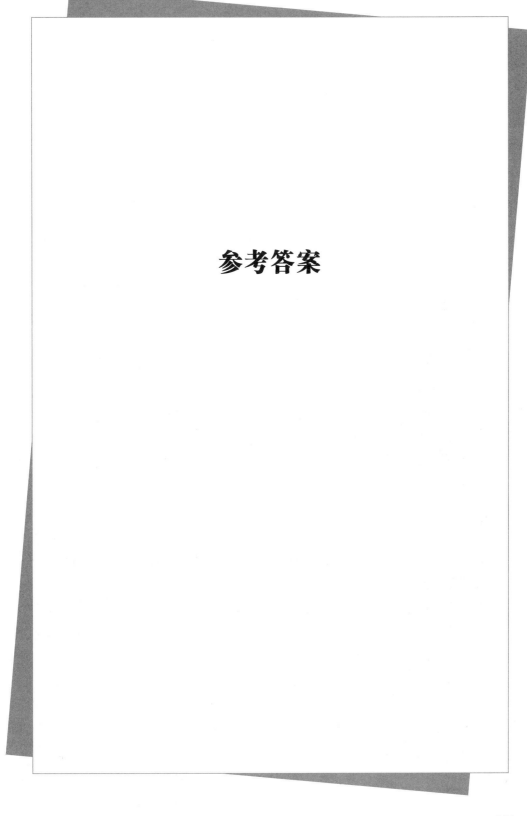

参考答案

第一章　脊髓灰质炎

一、单选题

1. A；2. C；3. D；4. A；5. A；6. A；7. B；8. A；9. C；10. C；11. D；12. B；13. B；14. B；15. D；16. A；17. A；18. B；19. C；20. D；21. B；22. C；23. A；24. B；25. C。

二、多选题

1. ABC；2. ABD；3. AC；4. BC；5. AD；6. BCD；7. AC；8. CD；9. ABD；10. ABC；11. ABCD；12. BD；13. AB；14. ABCD；15. ABD；16. ABCD；17. BCD；18. ABD；19. AC；20. AB。

三、填空题

1. 3。2. 患者；隐性感染者。3. 1992。4. 小核糖核酸。5. 不。6. 2015；2019。7. 前驱；麻痹前；麻痹；恢复；后遗症。8. 2；2；2。9. 公共卫生应急。10. 2。11. 7；3。12. 2/10。13. 5；135。14. 1。15. 15。

四、简答题

1. 根据事件性质、危害程度、波及范围，将脊灰野病毒输入性免疫和脊灰疫苗衍生病毒相关事件分为四级。

（1）Ⅰ级事件：出现广泛流行的脊灰野病毒疫情。

（2）Ⅱ级事件：出现单例输入性脊灰野病毒病例或局限传播；或出现 cVDPVs 病例，关联到两个及以上省份。

（3）Ⅲ级事件：出现 cVDPVs 病例，局限于单个省份；或在外环境、健康人群中发现脊灰野病毒。

（4）Ⅳ级事件：发现 VDPVs 病例、携带者。

2. 年龄小于 5 岁、接种脊灰疫苗次数少于 3 次或免疫史不详、未采集或未采集到合格粪便标本的 AFP 病例，或临床怀疑为脊灰的病例。

3. 可分为四类，分别是脊灰野病毒确诊病例、VDPVs 病例、脊灰排除病例和脊灰临床符合病例。

第二章　麻疹及风疹

一、单选题

1. B；2. C；3. D；4. A；5. D；6. B；7. B；8. C；9. B；10. C；11. C；12. C；13. A；14. A；15. B；16. D；17. A；18. B；19. C；20. B；21. D；22. D；23. A；24. B；25. D；26. C；27. C；28. B；29. A；30. C。

二、多选题

1. BD；2. ABCD；3. BD；4. ABCD；5. ABCD；6. ABD；7. ABC；8. ABD；9. ABCD；10. ABCD；11. ABC；12. ABC；13. ABCD；14. ABCD；15. ABCD；16. ABCD；17. ABC；18. BCD；19. ABCD；20. ABC；21. ABCD；22. ACD；23. ABCD；24. CD；25. ABC；26. ABD；27. ABCD；28. BC；29. ACD。

三、填空题

1. 麻疹患者。2. 柯氏斑。3. 12；18。4. 接种含麻疹成分疫苗。5. H1。6. 3。7. 2/10。8. 2～3。9. 7～21。10. 72 小时。11. 丙类。12. 县级疾控机构。13. 48 小时。14. 48 小时。15. 10 天。16. 10 天。17. 风疹病毒；空气飞沫；发热；全身性皮疹；淋巴结肿大。18. 患者；先天性风疹综合征患者；隐性感染者。19. 充血性斑丘疹。20. 接种含风疹成分疫苗。

四、简答题

1. （1）敏感性指标。以市（州）为单位，排除麻疹风疹病例报告发病率≥2/10 万。（2）及时性指标。①监测病例报告后 48 小时内完整调查率≥80％；②血标本采集后 3 天内送达本地麻疹风疹网络实验室比例≥80％；③麻疹、风疹 IgM 检测结果 4 天内报告率≥80％。（3）特异性指标。监测病例血标本采集率≥80％。

2.（1）负责具体实施麻疹监测工作；

（2）开展麻疹疑似病例的流行病学调查和信息录入；

（3）负责麻疹疑似病例标本的收集、采集和运送；

（4）定期对辖区内医疗机构开展麻疹疑似病例主动监测；

（5）对辖区内监测数据进行收集、整理、定期分析和反馈；

（6）对辖区内专业技术人员进行培训，开展辖区内麻疹暴发疫情的调查与处理。

3. 监测病例定义为发热、出疹，伴咳嗽、卡他性鼻炎、结膜炎、淋巴结肿大、关节炎/关节痛症状之一者，或传染病责任疫情报告人怀疑为麻疹或风疹的病例。

4. 完整的个案调查中以下 10 个变量不得出现空缺或不准确：病例姓名、性别、出生日期、现住址、含麻疹/风疹成分疫苗接种史、出疹日期、报告日期、调查日期、血标本采集日期、可能的感染地。

5. 根据我国实际情况，现阶段麻疹暴发疫情定义为以下任一种情况：

（1）以村、居委会、学校或其他集体机构为单位 10 天内发生 2 例及以上麻疹病例。

（2）以乡（镇、社区、街道）为单位 10 天内发生 5 例及以上麻疹病例。

（3）以县（市、区）为单位，1 周内麻疹发病水平超过前 5 年同期平均发病水平 1 倍以上。

6. 合格病原学标本的基本要求：出疹后 5 天内采集，冷藏运送，-70°C 以下保存。

7. 合格血标本的基本要求：出疹后 28 天内采集，血清量不少于 0.5mL，无溶血，无污染，$2\sim8^{\circ}\text{C}$ 条件下保存、运送。

8.（1）常规免疫。发生麻疹暴发的地区应针对疫情所暴露出来的问题，加强常规免疫工作。（2）应急接种。麻疹疫情发生后，结合疫情调查及疫情扩散风险评估结果，对重点人群开展麻疹疫苗应急接种。应急接种应尽快开展，越早开展越能有效控制麻疹疫情。对密切接触者的接种尽量在暴露后 72 小时内完成。对社区内开展应急接种，应在尽可能短的时间（如 1 个最短潜伏期）内完成（争取 3 天内接种率达到 95％以上）。

第三章 乙型病毒性肝炎

一、单选题

1. C；2. A；3. B；4. D；5. B；6. B；7. B；8. A；9. B；10. D；11. B；12. A；13. D；14. B；15. A；16. D；17. B；18. A；19. A；20. C；21. C；22. B；23. D；24. B；25. A；26. A；27. C。

二、多选题

1. BCD；2. CD；3. AD；4. ABCD；5. ABC；6. ABC；7. BCD；8. CD；9. AD；10. ABCD；11. ABCD；12. ABCD；13. ABCD；14. ABCD；15. ABCD；16. BD；17. ABCD。

三、填空题

1. 乙肝患者；HBV 携带者。2. 保护性抗体；有。3. 阴。4. 母婴传播；血液传播；性接触传播。5. 乙。6. 慢性乙肝反复发作；携带状态。7. ≥90%；100%；≥90%；≥80%。8. 急性乙肝。9. 急性乙肝。10. 慢性乙肝。11. 急性乙肝。12. 慢性乙肝。13. 不需要网络直报。14. 不需要网络直报。15. 血液；体液。

四、简答题

1. 乙肝表面抗原（HBsAg）和（或）HBV DNA 阳性持续 6 个月，即为慢性 HBV 感染。慢性 HBV 感染有以下 5 种：

（1）慢性乙肝；

（2）乙肝肝硬化；

（3）乙肝肝癌；

（4）慢性 HBV 携带状态；

（5）非活动性 HBsAg 携带状态。

2. 乙肝主要经母婴、血液及性接触传播，切断传播途径应围绕这三个方面开展。

（1）切断母婴传播：对 HBsAg 阳性的孕妇，应避免羊膜腔穿刺，并缩短分娩时间，保证胎盘的完整性，尽量减少新生儿暴露于母亲血液机会，同时在婴儿出生后 12 小时内尽快注射 HBIg 和接种乙肝疫苗。

（2）切断血液传播：大力推广安全注射（包括针灸的针具），并严格遵循医院感染管理中的标准预防原则。服务行业所用的理发、刮脸、修脚、穿刺和文身等器具也应严格消毒。注意个人卫生，不与任何人共用剃须刀和牙具等用品。

（3）切断性接触传播：进行正确的性教育，遵守性道德。若性伴侣为 HBsAg 阳性者，应接种乙肝疫苗和使用安全套；在性伴侣健康状况不明的情况下，一定要使用安全套以预防乙肝及其他血源性或性接触传播疾病。

3.（1）复核监测对象血标本，上送至省级疾控机构。

（2）订正病例报告。

（3）进行急性乙肝病例流行病学个案调查及个案录入。

4. 患者就诊时医师详细了解患者 HBsAg 阳性时间、临床症状（体征）、血清实验室检测结果，根据 HBsAg 情况分为以下三种情况。

（1）HBsAg 阳性时间>6 个月，若症状（体征）多次出现或 ALT 异常，为慢性乙肝多次发作，无需网络直报；首次出现症状（体征）或 ALT 异常，为慢性乙肝首次发作，网络直报为"慢性乙肝"。

（2）明确 6 个月内 HBsAg 阴性，本次检测 HBsAg 阳性，同时有相关症状（体征）或 ALT 异常，网络直报为"急性乙肝"。

（3）既往未检测 HBsAg 或结果不详，若本次检测 HBsAg 阳性，有相关症状（体征）或 ALT 异常，并有抗－HBc IgM 1：1000 阳性或肝组织学急性肝炎改变或恢复期血清中 HBsAg 阴转且抗－HBs 阳转，网络直报为"急性乙肝"；若本次检测 HBsAg 阳性，有相关症状（体征）或 ALT 异常，抗－HBc IgM 1：1000 阴性，网络直报为"慢性乙肝"；若本次检测 HBsAg 阳性，无相关症状（体征）且 ALT 异常，为"携带状态"，无需网络直报。

第四章　流行性乙型脑炎

一、单选题

1. C；2. B；3. A；4. B；5. B；6. B；7. D；8. C；9. D；10. D；
11. D；12. C；13. C；14. C；15. D；16. B；17. D；18. B；19. D；20. B；
21. A；22. D；23. B；24. B；25. C。

二、多选题

1. ABCD；2. ABCD；3. ABC；4. ABCD；5. ABCD；6. AB；7. ABCD；
8. ACD；9. BCD；10. ACD；11. ABC；12. AB；13. ABCD；14. ABCD；
15. ABD；16. AB；17. ACD；18. ABCD；19. ABC；20. AC。

三、填空题

1. 37℃；30分钟；2分钟；乙醇；乙醚；碘酊；氯仿。2. 6～12个月；失语；肢体瘫痪；意识障碍；精神失常；痴呆。3. 2；流行病学个案调查；血标本采集；实验室检测。4. 自然疫源性疾病。5. 三带喙库蚊。6. 蚊虫。7. 很少。8. 防蚊；灭蚊；预防。9. 5；1。10. 7—9月。11. 黄病毒；黄病毒；单股正链RNA。12. 乙。13. 中枢神经。14. 疑似病例；临床诊断病例；确诊病例；排除病例。

四、简答题

1.（1）疑似病例。蚊虫叮咬季节在乙脑流行地区居住或于发病前25天内曾到过乙脑流行地区，急性起病，发热、头痛、呕吐、嗜睡，有不同程度的意识障碍症状和体征的病例。

（2）临床诊断病例。疑似病例基础上，实验室脑脊液检测呈非化脓性炎症改变，颅压增高，脑脊液外观清亮，白细胞计数增高，多在（50～500）×10^6/L，早期以多核细胞计数增高为主，后期以单核细胞计数增高为主，蛋白轻度增高，糖与氯化物正常。

（3）确诊病例。疑似或临床诊断基础上，病原学及血清学检测结果符合下述任一项的病例：

①1个月内未接种过乙脑疫苗者，血或脑脊液中抗乙脑病毒 IgM 抗体阳性。

②恢复期血清中抗乙脑病毒 IgG 抗体或乙脑病毒中和抗体滴度比急性期有≥4倍升高者，或急性期抗乙脑病毒 IgM/IgG 抗体阴性，恢复期阳性者。

③在组织、血液或其他体液中通过直接免疫荧光或聚合酶链反应（PCR）检测到乙脑病毒抗原或特异性核酸。

④脑脊液、脑组织及血清中分离出乙脑病毒。

（4）排除病例。脑脊液呈非病毒性脑炎表现，或血清学实验阴性，或能够证实为其他疾病的疑似病例。

2. 当以村、居委会、学校或其他集体为单位，1周内发现2例或2例以上乙脑病例；或在1个乡（镇、街道）14天内发现3例或3例以上的乙脑病例；或在1个县（市、区）1个月内发现5例或5例以上乙脑病例疫情时，视为聚集性病例。

3. 乙脑的潜伏期一般为10~14天。典型病例大多起病急骤，体温在1~2天内升高到40℃左右，伴头痛、精神萎靡、纳差、嗜睡、恶心和呕吐等，少数患者可出现神志淡漠和颈项强直。病程进入第4~10天，除上述症状加重外，突出表现为脑实质受损症状。高热、抽搐及呼吸衰竭是乙脑的严重表现，三者互相影响，呼吸衰竭是引起死亡的主要原因。

第五章　百日咳

一、单选题

1. A；2. C；3. A；4. D；5. D；6. A；7. C；8. C；9. B；10. A；11. C；12. A；13. D；14. B；15. B；16. C；17. C；18. D；19. D；20. A；21. C；22. C。

二、多选题

1. ABCD；2. BC；3. AB；4. ABC；5. ABCD；6. AC；7. ABCD；8. ABCD；9. BCD。

三、填空题

1. 人。2. 乙。3. 冬季；春季。4. 飞沫。5. 21。6. 40。7. 卡他期。

四、简答题

1. 百日咳确诊病例应隔离至发病后 40 天，也可根据实际情况适时调整隔离时间，如隔离至有效抗菌药物治疗 5 天；未有效治疗的年长儿童及成人自发病日起呼吸道隔离 4 周，自痉咳期开始隔离 3 周；未治疗和未接种疫苗的婴儿隔离 6 周。对密切接触者医学观察期限到最后一次接触后 21 天。

2. 主要由呼吸道飞沫传播，咳嗽、说话、打喷嚏时分泌物散布在空气中形成气溶胶，通过吸入传染，所以家庭内传播较为多见，间接传染的可能性小。

3. (1) 疫苗接种。接种疫苗是保护易感人群的最佳措施，必要时对周围易感人群实施接种（目前暂无青少年/成人百日咳疫苗，依今后疫苗上市情况而定）。

幼托机构、小学、初中等集体单位内发生百日咳聚集性或暴发疫情时，查验接种情况，对百日咳疫苗免疫史不全的儿童予以查漏补种。

(2) 应急服药。应注意是否开展暴露后药物预防，需综合判断病例传染性、暴露持续时间和强度、暴露个体百日咳结果以及与百日咳高危人群（如婴儿）接触的可能性来确定。对没有免疫力又有百日咳患者接触史的人群可以进行药物预防，可使用红霉素或阿奇霉素，用药时间 5~14 天。

第六章　流行性腮腺炎

一、单选题

1. B；2. C；3. A；4. B；5. D；6. A；7. C；8. B；9. C；10. B；11. C；12. C；13. C；14. A；15. A；16. C；17. A；18. A；19. C；20. B；21. A；22. A；23. A；24. B；25. C。

二、多选题

1. ABCD；2. ACD；3. BCD；4. CD；5. AB；6. ABC；7. ABC；8. ABC；

9. ABCD；10. ABCD；11. ABCD；12. ABC；13. ABCD。

三、填空题

1. 腮腺炎病毒。2. 丙。3. 飞沫。4. 早期患者；隐性感染者。5. 确诊时开始至腮腺完全消肿后；21。6. 2004。7. 8～30。8. 7；20。9. 24 小时。10. 30。11. 8～30。12. 30。13. 30。14. IgG。15. 卫生健康主管部门；上级疾控机构。

四、简答题

1.（1）对流腮病例进行居家或者医院隔离治疗，减少与他人接触。隔离期应至腮腺完全消肿后，约 21 天。

（2）密切接触者要进行医学观察，观察期限到最后一次接触后 30 天，如观察期内发病应及时隔离治疗。

2.（1）隔离传染源，隔离至腮腺完全消肿后；

（2）密切接触者，医学观察，观察期限到最后一次接触后 30 天；

（3）对易感人群开展预防接种；

（4）开展健康教育，养成良好的卫生习惯；

（5）开展病例监测，及时做好疫情防控；

（6）对日常生活学习场所进行消毒。

3. 流腮疫情暴发是指在一个局部地区，短时间内突然发生较多流腮病例，现阶段定义为：以村、居委会、学校或其他集体机构为单位，在 7 天内发生 20 例及以上流腮病例。

第七章　甲型病毒性肝炎

一、单选题

1. B；2. D；3. D；4. D；5. C；6. D；7. D；8. C；9. D；10. B；11. B；12. A；13. C；14. B；15. D；16. C；17. C；18. C；19. A；20. A；21. C；22. B；23. D。

二、多选题

1. ABD；2. BCD；3. ABC；4. AB；5. ABC；6. ABD；7. ABCD；8. ABC；9. AB；10. ABCD；11. ABCD；12. ABCD；13. ABCD；14. ABCD；15. ABCD。

三、填空题

1. 粪－口。2. 急性期患者；隐性感染者。3. 无。4. HAV IgM 抗体（抗－HAV IgM）。5. 较强。6. 酸碱。7. 60；30；80；5；100；1。8. 紫外线；氯；甲醛。9. 急性黄疸型肝炎；急性无黄疸型肝炎；亚临床型肝炎；急性重型肝炎。10. 黄疸前期；黄疸期；恢复期。11. 5～10。12. 24。13. 5～45。14. 同级卫生健康主管部门；上级疾控机构。15. 45。

四、简答题

1.（1）接种甲肝疫苗：接种甲肝疫苗是预防甲肝最经济有效的方法。

（2）讲究个人卫生：不喝生水，不吃未煮熟的河鲜或海鲜，不吃被苍蝇、蟑螂叮咬过的食品，生吃的瓜果要削皮再吃，饭前便后要洗手，餐具要消毒。

（3）搞好环境卫生：如灭蝇、灭蟑螂。

（4）加强水源管理：饮用水要消毒，同时定期对各水沟和湾里的积水进行投药消毒，加强甲肝患者的粪便管理，防止其污染水源。

（5）发现甲肝患者应及时报告当地的疾控机构，采取有效措施隔离传染源，切断传播途径，保护易感人群，控制甲肝的流行。

2. 甲肝主要通过粪—口途径传播。粪—口途径传播又具体可分为日常生活接触传播和经水、食物传播。水源或食物污染可致暴发流行，日常生活接触传播多为散发性发病。

第八章　流行性脑脊髓膜炎

一、单选题

1. D；2. B；3. B；4. A；5. D；6. D；7. A；8. B；9. C；10. C；

11. D；12. C；13. A；14. B；15. C；16. B；17. B；18. B；19. B；20. C；
21. D；22. B；23. B；24. A；25. A。

二、多选题

1. ABCD；2. ABCD；3. ABCD；4. AD；5. ABCD；6. ABCD；7. ABCD；
8. ABCD；9. BCD；10. ABC；11. ABD；12. ABCD；13. ABCD；14. ACD；
15. ABCD；16. ACD；17. ABC；18. ACD；19. ABCD；20. BCD。

三、填空题

1. 飞沫。2. 13。3. 奈瑟菌；阴性。4. 1‰～2‰。5. 2～3。6. 带菌者；流
脑患者；人。7. 脑脊液；血液；淤点/淤斑组织液；使用抗生素治疗前。8. 普遍；
高。9. 症状消失后3天；7。10. 6；12。11. 3；3例及以上；2例及以上。12. 日；
"零病例"；"零病例"。13. 多元化；B群；A；C；减少；增加。14. 脑膜炎奈瑟
菌；急性化脓性；乙类。

四、简答题

1. 选取病例皮肤上的新鲜淤点（斑），消毒后用无菌针头挑破，挤出组织液，
涂片镜检。

2. 在运送标本或培养物时，应保持标本或培养物处于25～35℃之间，不能低
温运送（用于检测抗体和核酸的标本除外）。

3. 当以村、居委会、学校或其他集体为单位，7天内发现2例或以上流脑病
例；或在1个乡镇14天内发现3例或以上流脑病例；或在1个县（市、区）1个
月内发现5例或以上流脑病例时，视为聚集性病例。

4. （1）发生流脑聚集性疫情时，对密切接触者应进行医学观察随访7天（自
最后接触日算起），并告知其尽量减少与他人接触，一旦出现突然寒战、高热、恶
心、呕吐、流涕、鼻塞、咽痛、全身疼痛、头痛等症状，要主动报告，并及时
就诊。

（2）应对密切接触者采取预防性用药措施。

（3）密切接触者包括病例的看护人员、家庭成员，以及托儿所、幼儿园、学校
里的同班者或处在同一工作、生活、学习环境中的人群。

5. （1）开展个案调查、聚集性病例的流行病学调查；

（2）标本收集与转运；

（2）接种率监测；

（3）有条件的疾控机构开展病原学、免疫学检测；

（4）培训指导医疗机构人员开展监测工作；

（5）收集、汇总及上报相关资料；

（6）监测点所在县（市、区）应协助完成健康人群带菌监测和免疫水平监测。

第九章　白　喉

一、单选题

1. A；2. A；3. B；4. C；5. A；6. B；7. A；8. B；9. A；10. A；11. C；12. A；13. C；14. B；15. A；16. C；17. D；18. B；19. C；20. C。

二、多选题

1. CD；2. ABC；3. ABCD；4. ABCD；5. BD；6. ABCD；7. ABCD；8. ABCD；9. ABC；10. ACD。

三、填空题

1. 14。2. 患者；带菌者。3. 呼吸道飞沫。4. 咽、喉部灰白色假膜；全身毒血症。5. 咽白喉。6. 外毒素。7. 1。8. 2。9. 7。10. 抗生素。11. 1。

四、简答题

1. 根据《白喉诊断标准》（WS 275—2007），以下两种情况均可认定为白喉确诊病例。

（1）具有临床症状，同时白喉杆菌分离培养阳性并证明能产生外毒素。

（2）具有临床症状，同时患者急性期和恢复期血清特异性抗体4倍或以上增长。

2. 现阶段，在四川省任何地区发现1例及以上白喉病例即为"突发公共卫生事件"，应严格按照相关要求进行报告。

责任报告单位和责任报告人在发现白喉病例后，应在 2 小时内向县级疾控机构报告。县级疾控机构接到报告后应立即对信息进行核实，2 小时内进行网络直报，同时报告同级卫生健康主管部门和上级疾控机构。对主动搜索发现的病例应由当地疾控机构负责报告。

3. 在疫情暴发时，极易漏诊轻型、非典型病例，可在当地主要医疗机构和个体诊所采用查看门诊日志、住院病历等临床资料，入村入户调查等方式主动搜索疑似白喉病例。如发现漏诊病例，应及时追踪并调查上报。